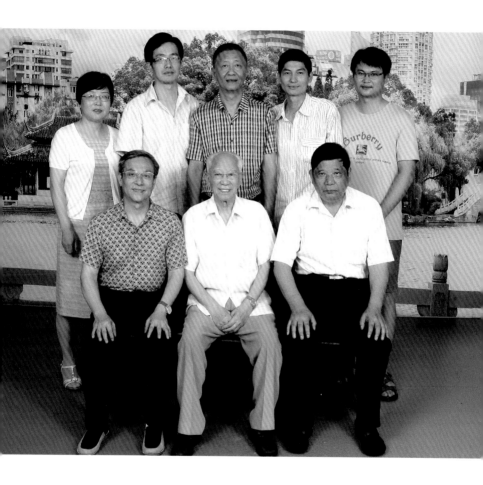

徐文达老师（前排中）与弟子们的合影
摄于 2014 年 7 月 17 日

【徐文达·主编】

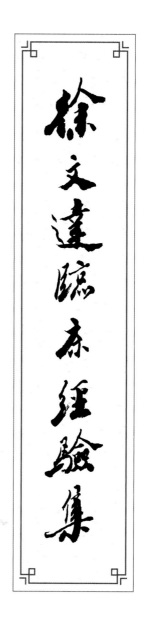

徐文达临床经验集

宁波出版社
NINGBO PUBLISHING HOUSE

图书在版编目（ＣＩＰ）数据

徐文达临床经验集 / 徐文达主编 . -- 宁波 : 宁波
出版社 , 2015.3
ISBN 978-7-5526-0826-7

Ⅰ . ①徐… Ⅱ . ①徐… Ⅲ . ①中医学—临床医学—经验
—中国—现代 Ⅳ . ① R249.7

中国版本图书馆 CIP 数据核字 (2015) 第 029116 号

本书编委会

主　编　徐文达
副主编　张海斌　何海勇　孔丽君
编　委　冯立毅　袁雄芳　袁惠生　柳鸿志
　　　　郑惠虹　朱　斐　吴静静

徐文达临床经验集
徐文达　主编

宁波出版社出版发行
（宁波市甬江大道 1 号宁波书城 8 号楼 6 楼　邮编 315040）
浙江新华数码印务有限公司印刷
开本 880 毫米 ×1230 毫米 1/32　印张 8.5　插页 3　字数 163 千
2015 年 3 月第 1 版　2015 年 3 月第 1 次印刷
标准书号 ISBN 978-7-5526-0826-7
定价 25.00 元

责任编辑 徐　飞　装帧设计 金字斋

序　一

　　原吾浙东滨海地区，历代名医辈出，迄民国时期有擅长治伤寒病者范文虎先生，徐文达医师乃范老再传弟子也。徐医师则以张仲景《伤寒》之学为经，并以吴鞠通《温病》之学为纬，二者结合，证治临床凡六十载，而求治者踵接。其任职于宁波市中医院期间，曾与西医协作研治消化系统之胃病，颇多良效，并对妇科疾病治疗颇有造诣。

　　此外，对于宁波市中医药学会重要性思想明确，故于前数届执任秘书长，干事辛劳，奔走不辞。

　　今八旬高龄而仍精神饱满，继续受医院返聘，乐为人民健康服务。最近其将经验心得拟刊行出版，以供后学之借镜而可更广泛为群众服务焉云云。余钦佩之余并为之序。

钟一棠　时年百岁

2014 年 5 月

序 二

我自幼好学，年方 15 岁，因日寇侵犯祖国，宁波沦陷，只得辍学。1942 年拜甬上名医陈益浦先生为师，学医五年。1946 年 12 月学成毕业。五年中我跟随老师勤奋学习，刻苦钻研，日日相见，形影不离，老师待我如其子，我敬老师如父亲。

老师非常注重医德。第一天便对我进行医德教育，他说："医乃仁术，医德须先于医技，德行重于医艺。学好医术，对待病人的诊断用药必须按医德办事。"

老师授学分类安排，先后有序。除了日常抄方和随师出诊外，学医始于读背《汤头歌》和《药性赋》。老师要求我每天背汤头歌诀四则，药性赋一段。当时我年轻气盛，要求加倍读背，老师批评指出："不能急于求成，欲速则不达。"第二年，老师开始教我读张仲景所著《伤寒论》和《金匮要略》。因为老师是江浙名医"经方派"继承人范文虎先生的弟子，所以对这两本医书非常重视。《伤寒论》是外感热病之总则、辨证论治之纲领，全书共有 398 条 113 方。《伤寒论》六经分类原则及其方药，也可应用于内科杂病的治疗。老师要求我逐条解读，并以柯韵伯著的《伤寒来苏集》作为解读条文参考。《金匮要略》是一本治疗各科杂病的验方全书，共 25 篇，分列各种疾病的病因、病理、治法及方药。阅读这两本书时,我如有不理解,老师会逐条讲解,告诫我:"不知就是不知,切不可不懂装懂,含糊而过。"后来我阅读了《内经知要》《脉经》《医学心悟》《医宗必读》等医书,特别对金元四大家及其学说、温病学说有了较深入的了解,其中李东垣的《脾胃论》和王清任的《医林改错》对我启发很大。在日后的行医生涯中,我时刻不忘保护脾胃。而"久病属虚,久病属瘀",王清任的"血府逐瘀汤"、"膈下逐瘀汤"、"补阳还五汤"、"少腹逐瘀汤"及"解毒活血汤",也都为我临床所常用。

由于当时感觉到自己的古文知识不够,也感到"医之一道,其理甚深,其责甚重"。为此,我求教于古文老师包果庭先生,在他所创办的私塾进修古文一年(夜班)。

五年后学成毕业。当时我收到了浙江省卫生厅颁发的营业执照,正式开业行医。1952年初,市卫生局号召全市医务人员走集体化道路。当时市局出资,全市四区分别成立联合诊所(其中第五、第六诊所为中西医合作的联合诊所)。1952年5月,江东卫生局领导让我筹办一家纯中医的联合诊所。经过半年左右的准备,联合诊所于1952年12月正式开业,聘请了当地九位名老中医师(我的老师也积极参加),设立内科、外科、眼科、伤科、针灸科五个科,定名为"镇安中医师联合诊所",市局任命我为所长。1956年9月,浙江省卫生厅中医药管理局举办了全省中医进修班,市卫生局推荐我去学习,时间一年(第五期师资班)。这一年时间的学习给我的收获很大,通过系统学习，打下了中医学理论的扎实基础。其间有多位名老中医来班授课，有省卫生厅副厅长叶熙春老师，省中医药研究所潘澄濂老师，省中医院院长杨继荪老师、史丕棠老师、何任老师及俞尚德老师等等。他们将自己宝贵的临床经验传授给同学们，让人敬佩不已，获益匪浅。1959年至1964年，我参加了浙江医科大学宁波分校（夜医大）五年制专科学习，对现代西医学有了一定的了解，为以后中西医结合治疗疾病打下了基础。1977年9月，宁波市中医院成立，钟一棠老师、张沛虬老师、宋世焱老师、刘中柱老师和我一起调入中医院工作，我担任内科主任。当时适逢医院办校，甲班正在开课，安排我讲授《伤寒论》。1978年，宁波市中医学会成立，我任理事及秘书。1993年11月30日我正式退休，时年66岁，单位返聘我在医院工作至今。

医院老领导对我极为关心支持，希望我整理出一本60年来的临床经验方集。经过四年时间的搜集整理，最终成册，供后学者参考，愿有所裨益。但书中难免有不足之处或思有未到，敬请各位同仁批评指正。

徐文达

2014 年 7 月

前　言

徐文达老师悬壶济世 60 余载，熟读《伤寒论》，继承发扬"范老家方"，师古而不泥古，对脾胃病及其他内科杂病的治疗都有独到的见解和丰富的临床经验。

徐老善于学习别人的临床经验，为己所用，也毫无保留地传授自己的临床心得，著书讲课，门诊带徒，口传心授，从不保守。徐老今年已 87 岁高龄。近些年来他有一个心愿，就是把其一生的学术思想与临床经验整理成书。四年前徐老嘱咐我搜集他的典型医案，加以总结归纳，使之理论化系统化。我有幸随徐师多年，老师之托，自当勉力为之。因感自身水平有限，唯恐不胜其任，又邀集师兄师姐们共参其事，由徐老指导，将我所整理的医论医案与徐老本人所撰医论医案及师兄师姐们的整理文章同编为一册，以期全面反映徐老的学术思想与经验心得，命名为"徐文达临床经验集"。

本书共分三部分。

第一部分为养生与食疗。《内经》云："是故圣人不治已病治未病，不治已乱治未乱……"这种未病先防、防患未然的思想，是中医的精髓。徐老年近 90 岁，仍精神饱满、容光焕发，这与他平时的养生密不可分，因此把他的养生心得整理成《中老年中医养生》放在第一篇，以示防病重于治病。"食疗未愈，然后命药"是中医的又一个重要理念。徐老师对食疗颇有研究，曾四处讲授食疗知识，故把《药膳》放在第二篇。

第二部分为杂病证治，是徐老60余年临床实践的总结，也是本书的核心部分，涉及消化系统、呼吸系统、心血管系统、泌尿系统及恶性肿瘤等多系统的疾病。其中有医论有医案，有的医案后面有按语，医论按语部分多有其临证心得之言，极为珍贵。本部分内容，除部分篇目为徐老亲撰医案外，其余均为徐老弟子们的整理文章，撰写过程中，必以反映徐老学术思想和诊治经验为要。

第三部分为方药妙用，是徐老对其临床常用方剂和常用药物进行深入探讨，有助于更好地了解徐老的处方用药特点。

在本书完成编著之际，特别感谢钟一棠老先生的大力支持。整理编写过程中，徐老不顾年事已高，校对纠错，事必亲躬，严加督导，非常辛劳。限于水平，本书尚不能全部反映徐老的学术思想及临床经验，也难免有错误和不当之处，恳请读者批评指正。

张海斌

2014年7月

目　录

【第一辑】

养生与食疗

中老年中医养生

中医养生保健的方法丰富多彩，理论博大精深，延年益寿的方药不胜枚数。中老年朋友如何养生呢？徐老认为应该遵循以下的一些原则：

（一）固护正气的原则

中医始终强调正气为本，所谓"正气存内，邪不可干"，我们选取各种养生保健方法，根本目的就是为了保养正气。所谓正气，可以从机体阴阳平衡和精、气、神两方面来理解。机体阴阳平衡协调，精充气盛神旺，则五脏健运不息，抗邪能力强，即正气旺盛。所以固护正气，实际上就是维护体内阴阳平衡协调和保养精、气、神。

（二）因人制宜的原则

由于人体体质类型和病因病机的不同，选择养生保健方法时应因人制宜。如阴虚体质者，宜"恬淡虚无""精神内守"以养神；饮食宜常吃滋阴类食物如芝麻、豆腐、蔬菜、燕窝、银耳、海参、甲鱼等，而少吃葱、姜、蒜、椒等；运动锻炼宜选太极拳、内养操等静养功为主，并宜节制房事。如忧郁成病者，重在精神调摄，宜移情易性，培养豁达、开朗的性格。因饮食不节而成病者，应着重节制饮食。因多逸少劳而成病者，当多做锻炼和劳动。

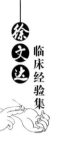

（三）持之以恒的原则

养生保健不仅要方法合适，而且要坚持不懈，才能不断改善体质，固本培元，以达到防病治病、益寿延年的目的。切忌不断地更换各种养生方法。

以上讲述了养生的基本原则，下面说说养生的具体内容。

一、饮食调治

饮食是"精、气、神"的营养基础和维持五脏健运的物质基础。机体营养充盛，则精充气盛，神自健旺。《寿亲养老新书》说："主身者神，养气者精，益精者气，资气者食，食者生民之天，活人之本也。"并指出人体阴阳运用，五脏相生相克，都源于饮食，特别是"高年之人，真气耗竭，五脏衰弱，全仰饮食以资气血，若生冷无节，饥饱失宜，调停无度，动成疾患"。书中还指出，如患一些轻度的慢性病，治疗应先采取食疗方法，"食之未愈，然后命药"，只有在食疗不能产生效果时才服用药物，这种"先食后医"的思想为许多后世医家所推崇。因为与药物治疗相比较，食疗的方法更为平和，绝少有毒副作用，不至于损伤人体的正气，不影响脏腑的正常生理功能。

一般来说，饮食以温热熟软为宜，切忌黏硬生冷难消化之品；以清淡为宜，切忌肥甘厚味辛热之品；以少吃多餐细嚼慢咽为宜，切忌暴饮暴食狼吞虎咽；以五味调和品种多样为宜，忌嗜食偏食；进食时宜专心品味，忌心不在

"食"，宜心平气和，忌忧愁恼怒；饭后宜漱口和做一些适当的运动以助消化，如以热手摩擦腹部和食后散步。食后摩腹的具体方法是：先用双手手心相对搓热，然后用热手掌自左而右轻柔按摩腹部数十次，也可边散步边摩腹，散步行动宜缓，路程不宜过长，以一二百步为宜。

以上介绍了普通人饮食调理的一些具体方法，如有特殊的体质或特殊的疾病时，应当有一些相应的改变，这就是因人制宜。如阴虚体质而见形体消瘦、午后面色潮红、口干少津、心烦热、少眠、尿黄、舌红少苔、脉细数者，饮食宜滋阴潜阳为原则，宜芝麻、糯米、蜂蜜、乳品、甘蔗、蔬菜、水果、豆腐、鱼类、燕窝、银耳、海参、淡菜、甲鱼、猪肉、蟹肉、老鸭等，并可着意食用海参粥、百合粥、枸杞粥、桑葚粥、山药粥等，少吃葱、姜、蒜、韭、椒、香菜、羊肉、狗肉、牛肉等辛辣燥烈之品；如阳虚体质而见形寒肢冷、面色淡白、小便清长、唇淡口和、常自汗出、舌淡胖、脉沉迟无力者，饮食宜多食有壮阳作用的食品，如羊肉、狗肉、鹿肉、鸡肉等，冬天可食羊肉附子汤以壮阳，少吃西瓜、苦瓜、芹菜及冰冻之品；如气虚体质见面色㿠白、神疲乏力、自汗、语声低怯、舌淡、脉虚弱者，宜常食粳米、糯米、小米、大麦、山药、马铃薯、大枣、牛肉、鸡肉、鹅肉、兔肉、鹌鹑、青鱼等；如血虚体质见面色苍白无华或萎黄、唇色淡白、失眠、肢麻、舌质淡、脉沉细无力者，饮食宜多食桑葚、荔枝、龙眼肉、红枣、黑木耳、菠菜、胡萝卜、猪肝、羊肉、牛肝、羊肝、甲鱼、海参等补血养血的食品；痰湿体质见形体

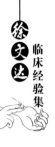
肥胖、肌肉松弛、神倦身重、懒动嗜睡、口中黏腻、舌苔滑腻者，应多食一些健脾利湿、化痰祛湿的食物，如白萝卜、荸荠、紫菜、海蜇、洋葱、扁豆、生米仁、红小豆、包菜等，而少食肥甘厚味及酒类。

二、精神摄养

七情六欲，人人皆有，属于正常生理现象，对机体生理功能起着协调作用。如果情志波动过于持久，过于剧烈，超过了机体的承受能力，就会引起机体脏腑功能紊乱而导致疾病，即中医学所说的七情内伤。怒伤肝，喜伤心，思虑伤脾，悲忧伤肺，惊恐伤肾。《东医宝鉴·内景篇》说："七情伤人，唯怒为甚，盖怒则肝木克脾土，脾伤则四脏俱伤矣。"意思是说怒则伤肝，肝失疏泄，气机升降逆乱，进而影响其他脏腑生理功能，表现为五脏俱损而病情较重。这同现代科学研究结果也相吻合，据《大公报》报道，美国生理学家爱尔乌的研究发现，人生气10分钟耗费掉的精力不亚于参加一次3000米赛跑，生气时的生理反应十分剧烈且具毒性，由此，爱尔乌教授发出了"生气等于自杀"的警告。

中国历代养生家都重视精神调养，《淮南子》说："神清志平，百节皆宁，养性之本也；肥肌肤，充肠腹，供嗜欲，养性之末也。"《素问·上古天真论》亦言："精神内守，病安从来？"这些都说明养生贵在养神。不懂养神，单靠食物营养，药物滋荣，很难达到强身延年的目的。特别是有些老年人在性情上表现出幼稚、健忘、急躁、易怒、任性、多疑，说话做事不近人情，对于这样的人，精神的调养就显得格外重要。《寿亲养老新书》指出："眉寿之人，形气虽衰，心亦自壮，但不能随时人事，遂其所欲，虽居温给，亦常不足，故多咨煎背执，等闲喜怒，性气不定。"意思是说，高年之人，虽然其体力、体质已经衰退，但心气很高，虽然有很好的物质生活条件，也不能使他们心满意足，在性情上往往任性、急躁、固执、喜怒不定，颇似顽童。当今社会物质条件已相当充裕，人们的精神因素已成为影响其健康长寿的最重要原因，所以精神调养也变得越来越重要。

精神调养重在"自养"，自养之法贵在修身养性。《内经》提出"恬淡虚无"的养神大法，即保持静养，心神宁静，畅达情志，使精、气、神内守而不散失。养神的具体方法有：1. 薄名利。只有降低对名利的嗜欲，才能做到志闲而少欲，心安而不惧。《太上老君养生诀》指出："善摄生者，要先除六害，一者薄名利，二者禁声色，三者廉货财，四者损滋味，五者除佞妄，六者去妒忌。"先除六害，寡欲少私，心神自然清静。2. 凝神敛思。即专心致志，心神专一。热爱自己所从事的事业，全心全意投入其中，精益求精，这样可获得成就感和愉悦感。人们在打太极拳或写书法作品时，如果能凝神敛思，精神高度集中，也能达到养心神、和气血的养生目的。这都要靠我们在日常工作生活中不断地自我培养。3. 注重道德修养。注重道德修养是

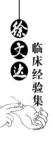
中华民族的优良传统。古代养生家把道德修养视作养生之根，认为养生和养德密不可分，明代《寿世保元》指出："积善有功，常存阴德，可以延年。"意思是说积德行善可以益寿延年。道德高尚，心胸宽广，则气定神闲、气血调和，从而达到养生目的。4.培养开朗乐观的性格。性格开朗，情绪乐观，有利于健康长寿。开朗乐观的性格是可以培养的，心胸开阔，宽以待人，遇事不斤斤计较，不怨天尤人，知足常乐，通过有意识的自我暗示和长期培养，久而久之就会开朗、乐观起来，从而达到养生长寿的目的。

通过以上几方面的自我修养，人们就能做到心平气和、精神愉悦。但"天有不测风云，人有旦夕祸福"，生活中总难免会有这样或那样的烦心事和伤心事，这时就应学会自我调节情绪，防止七情过极而伤正气。首先要学会节制自己的情感，人世沧桑，诸事纷繁，喜怒哀乐，在所难免，要以一颗平常心去对待生活中的喜怒哀乐，制怒节哀非常重要。其次可以通过别人的疏导来宣散不良情绪，如通过亲戚朋友谈心，或通过心理医生疏导宣散。最后可通过移情易性来消除不良情绪，如种植花草、树木，豢养动物，赏玩琴、诗、书、画，或外出旅游，寄情于山水，这些皆不失为调摄精神、修身养性的良法。

三、医药保健

医药保健分为两部分内容：一是药物养生，即运用一些抗老防衰的药物来达到延缓衰老、健身强身的目的；二是医药治病,即医生通过辨证运用药物来治疗疾病。

千百年来,历代医家不仅发现了许多益寿延年的保健药物,而且也创造出了不少行之有效的抗衰防老的方剂,为人类的健康长寿作出了很大贡献。药如人参、鹿茸、冬虫夏草、铁皮枫斗、阿胶等;方剂如六味地黄丸、杞菊地黄丸、左归丸、右归丸、河车大造丸、八珍汤、四物合剂、归脾汤、参苓白术丸等,这些方药很多都是老年人所熟悉的,对人们的体虚也有一定的疗效。徐老认为人体衰老,主要跟肾虚和脾虚关系密切,脾为后天之本,气血生化之源,肾为先天之本,阴阳交融之所,所以大多延年益寿的方药都以补肾或补脾为主。这类方药药性大多中正温和,适合体弱之人经常少量服用。但药物毕竟有其偏性,以达到以"偏"纠"偏"的治疗目的,所以服用时应注意以下几点:1.体弱之人虽以体虚为主,然而也有邪实的一面,所以不可一味呆补,盲目进补不仅无益,反而有害。2.进补的目的是为了达到阴阳气血平衡,过犹不及,所以要适度而不能过度。3.衰老是一个缓慢的过程,药物也不是一朝一夕能见效的,用药宜缓图其功,不宜急于求成,要知"欲速而不达"之理。

"人非金石,况犯寒暑雾露,既不调理,必生疾病,常宜服药,辟外气,和脏腑也。"人的一生,外有风寒雨露之侵,内有饮食劳倦七情之伤,总难免有调养不谨,罹患疾病的时候。一旦患病,尤其是罹患严重疾病的时候,单纯靠食疗或其他养生保健的办法可能就难以解决问题了,

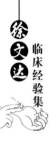

须用药物治疗。

用药治病，需要考虑中老年人的身体特点。中老年人的脏腑气血功能往往出现不同程度的衰减下降，因此在疾病的治法和药物的选择上都不能完全等同于少壮之人，攻邪之法切须慎用，宜用性味平和之药缓慢调治，到恢复期阶段，再辅以食疗之法，使身体逐渐康复。不能盲目、轻率地追求速效，不能像对待年轻人那样，既用汤药，又施针灸。用汗、吐、下等峻厉之法，往往欲速而不达，甚至危及生命。中老年人身体衰弱，出汗多会导致阳气外泄，用吐法往往引起胃气上逆，泻下法则会使元气下脱，很是危险，所以用药应当采取扶持的方法，用温平、顺气、进食、补虚、中和之药来治疗。用药还须注意，不可服用偏僻的药饵，不可服用随意买来或是他人赠送的不知道方剂组成的药物。不可用药力毒猛的狼虎之药，慎用攻伐之药，如不得已用之，宜中病即止，然后改用平和汤药调理，最后辅之食疗和其他养生保健方法。

四、运动养生

静以养神、动以养形是我们中华民族养生、健身的传统观点，运动可促进精气流通，气血畅达，增强抗邪防病能力。运动的形式有多种多样，如劳动、舞蹈、散步、导引、按摩等。我国古代养生家还发明了各种融导引气功、武术、医理于一体的养生健身功法，如"五禽戏"、"八段锦"、"太极拳"、"太极剑"等。千百年来，这些养生功法对人们的健康长寿起到了重要的作用。下面介绍一些民间简易按摩养生技法，供人们日常运动保健之用。这些技法简单方便，易学易用，日久自有其功。

（一）洗脸

用双手轻揉面部，作洗脸状，如此反复数十次，可使头脑清醒，精神振作，脸色红润。

（二）梳头

用梳子或手指梳头，并可结合按摩头皮，具有疏通血脉、提神明目、滋养头发、促进睡眠等作用，对养生保健意义重大。《清异录》云："服饵导引之余，有二事乃养生大要，梳头、洗脚是也。"梳头具体方法是：由前向后，再由后向前；由左向右，再由右向左，如此循环往复，梳理数十次或数百次，一般可在清晨、午休、晚睡前各做一次。按摩具体方法是：双手十指自然分开，用指腹从额前发际向后发际，做环状揉按，然后再由两侧向头顶做揉按，用力均匀，如此反复做多次，至头皮微热即可。

（三）摩耳

以手掌紧压双耳数秒钟，然后迅速脱离，连续做二十下，接着用双手拇指、食指循耳廓自上而下按摩数十下，再用同样方法按摩耳垂数十下，以耳部感觉发热为度。此法振动耳膜，减缓耳蜗退化，可改善头昏、头眩等，体质虚弱者常按摩耳朵可防止感冒。

（四）鸣天鼓

以两手掌捂住两耳孔，五指置于脑后，用两手中间的

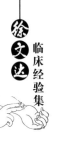
三指轻轻叩击后脑部 24 次,此法可抗耳膜老化。

（五）揉眼

用手指柔软部位,揉按眼睛四周,促进眼四周血液循环,有明目、醒脑、提高视力的作用。

（六）捏鼻

常用两手指按摩鼻翼两旁"迎香穴"（鼻翼旁 5 分）或鼻上搓捏,此法可增强局部气血流通,提高嗅觉灵敏度,减少鼻过敏或呼吸道感染机会。

（七）重压"人中穴"

冬天外出前用食指按摩人中穴（鼻下与口唇之间,鼻下三分之一处）30—50 次,至有微微发热感,此法可预防感冒,儿童更效。发现两脚痉挛（抽筋）时,立即用食指重压"人中穴"有缓解疼痛止痉作用；如遇到轻度休克或昏迷者,可用针刺"人中"（或用手指重掐）,可使其苏醒。

（八）叩齿

齿对齿轻叩或用齿空咬可防止牙龈退化,亦可强齿,防牙周病。

（九）吞津

闭口做漱口状动作,然后咽下口水,人的唾液是体内的津液,咽下能促进消化。

（十）转颈耸肩

肩颈部有脊椎及许多通往头部的重要血管,因此转动颈部,耸耸肩膀使肌肉活动,可防止颈椎增生及肩周炎,亦可大大降低老年脑血管疾病的发生率。耸肩的具体方法是：深吸一口气并同时抬高双肩，屏气并高耸双肩片刻后，突然放松双肩并做深呼气，这样反复做 20 余下即可。

（十一）摩腹

先用双手掌相对搓热手掌，然后用手掌面按在腹上，先以顺时针方向，再以逆时针方向，各摩腹 20 次即可。饭后摩腹有助消化，临睡前摩腹有安眠作用。

（十二）摩腰

两手擦热，然后用两手掌摩擦两肾俞穴（约第二腰椎两旁 1.5 寸）100 次，有固精益肾、强腰脊、缩小便的作用。

（十三）摩脚底（涌泉穴）

每晚用温水洗脚时，用毛巾擦干后，用左手拇指按摩右足涌泉穴（脚掌前三分之一中心凹陷处），用右手拇指按摩左足涌泉穴，各 30—50 次，以足心感觉发热为度，有消除疲劳、增强睡眠及降低血压的作用。

（十四）提肛

有意识地把肛门向内上提，然后复原，每天早晨起身及每晚睡前做 50 次，对内脏下垂，特别是直肠下垂有很好的辅助作用。

以上诸法是根据中医养生理论及经络学说原理，运行全身气血，活络脏腑肢节，沟通上下内外，以达到预防保健和治疗的目的。

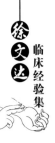
五、四时养生

中医向来重视人与天地自然相应，称为"天人合一"，主张顺应四时节气的变化相应地调整自己的养生手段。"春温以生之，夏热以长之，秋凉以收之，冬寒以藏之。若气反于时，则皆为疾疠，此天之常道也。顺之则生，逆之则病。"（［宋］陈直《寿亲养老新书》）况中老年人身体虚弱，养生更应该"依四时摄养之方，顺五行休王之气"。关于四时摄养的具体方法如下所述。

春回大地，阳气升发，万物复苏，处处生机勃发，欣欣向荣，所以春季的养生宜顺应阳气升发、万物始生的特点。春季宜"戒杀""养生气"，意思是宜戒恼怒、忧郁，做到心胸开阔，乐观愉快，宜踏青游园，登山远望，赏花戏水。年老体弱之人可乘春光明媚之际，在园林亭阁空敞之处，凭栏远眺，以养生气。起居宜晚卧早起，冬装不可骤减，以免寒邪伤体。

夏季赤日炎炎，雨水充沛，万物竞长，所以夏季养生顺应夏日阳盛于外、万物生长的特点，着重养护阳气，保持心情舒畅，精神饱满，不要厌恶阳光，戒嗔怒。起居宜晚睡早起，纳凉时不要在房檐下、过道里、破窗口边，这些地方或是空气流动太快，或是穿堂风，中医学称之为"贼风"，很容易侵犯伤害人体，造成疾病。中老年人正气不足，抗病力弱，更应注意。运动锻炼宜在早晚凉爽之时，避免剧烈运动，防止大汗伤阳。

秋季天气由热转凉，阳气渐收，阴气渐长，人体阴阳也顺应气候变化开始阳消阴长，所以秋季养生以养收为原则。秋季，人体肺气当令，敛降肃杀，生发之气受到克制，草枯叶黄，秋风萧瑟，老年人更容易触发情绪的感伤，悲戚廖寂，愁苦莫名，此时应保持神志安宁，以避肃杀之气。我国民间有重阳登高的习俗，登高远眺，使人心旷神怡，忧郁、惆怅之情顿消，这也是养收的方法。起居宜早睡早起，衣被不要一下子增加。

冬季寒风凛冽，蛰虫伏藏，人体也处于阳气潜藏之时，冬季养生应着眼一个"藏"字，冬季养神以安静为要。起居宜早睡晚起，晨起"必待阳光"。居所宜温暖密闭，衣被宜温暖，并宜忌房事以保精养肾。冬季是进补强身的最佳时机，可适当进补。

（张海斌整理）

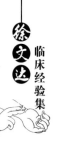

药　膳

中华食疗药膳源远流长，早在宋代，陈直著有《养老奉亲书》，指出："主身者神，养气者精，益精者气，资气者食，食者生民之天，活人之本也，故饮食进则谷气充，谷气充则气血盛，气血盛则筋力强 …… 若有疾患，且先详食医之法，审其疾状，以食疗之，食疗未愈，然后命药，贵不伤其脏腑也。"他这种先以食疗、后再用药的思想，为许多后世医家所推崇，至今仍然有很高的临床参考价值。

药膳既是营养丰富的美食，又有药物滋补疗疾的作用，为广大老百姓所钟爱。它是由中草药和某些具有药用价值的食物相配伍，按一定的烹调方法制作而成，有着治疗疾病、健身、抗衰老等功效。

施用药膳应在中医药理论指导下，在辨证的基础上进行，本着"因人施膳，因时施膳，因地施膳，因证施膳"的原则合理用膳，才能达到有病治病、无病强身延年的目的。

下面介绍常用的各类药膳。

一、滋补药膳

1. 黄芪鸡

配方：取新母鸡一只，去肠杂洗净，生黄芪 50 克与鸡炖服。

功效：大补元气,强壮增力,多用于病后虚弱乏力。

2. 人参鸡

配方：取新母鸡一只,去肠杂洗净,人参(红参 6 克、高丽参 5 克、白参 6 克),选其中一种和鸡炖分次服。

功效：大补元气,增强免疫力,多用于病后体虚乏力,面色晄白精神不振。

3. 虫草全鸭

配方：取老雄鸭一只,去肠杂洗净,绍酒 15 克,生姜 5 克,葱白 10 克,食盐 3 克,冬虫夏草 10 克,炖服,分四次喝汤食肉,连虫草一起食。

功效：有滋补肺肾的作用。多用于肺气虚或肺肾两虚之喘咳及病后虚弱无力,有增加营养和辅助治疗的作用(如肺结核)。

4. 黄芪当归羊肉汤

配方：羊肉 500 克,洗净,生黄芪 50 克(纱布包),当归 20 克(纱布包),与羊肉炖服,喝汤食肉。

功效：为妇女产后补血主方,又可祛寒,对贫血、阳虚怕冷患者疗效较好。

5. 杜仲狗脊牛筋汤

配方：牛筋一副,洗净,开水浸泡,水冷再浇,反复多次,待牛筋发胀后(约两天)待用,杜仲 50 克,狗脊 30 克,加入绍酒、姜、葱等分次炖服。

功效：大补肝肾,大补筋骨,能使腰脊强壮、手足有力。

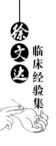

6. 杞子玉竹鸽蛋汤

配方：杞子30克，制玉竹15克，鸽蛋10个（煮熟剥壳），加入绍酒、味精少许，食盐5克，葱适量。炖服。

功效：滋补肝肾，滋阴益精，对头昏眼花、视力下降、记忆力减退、病后体虚等症有一定疗效。

7. 人参白术猪肚汤

配方：人参5克，焦白术15克，淮山药30克，新鲜猪肚一只洗净，炖服，加入适量葱姜食盐。

功效：为健脾主方，主要适用于脾虚泄泻，也适用于体弱消瘦、经常腹泻乏力者。

8. 杞鞭壮阳汤

配方：黄牛鞭500克，杞子30克，肉苁蓉30克，淫羊藿30克，锁阳30克，炖服。

制作：先将牛鞭用热水发胀约5—6小时，中途换几次热水，以保持热度，然后顺尿道对剖成两块刮洗干净，再以冷水漂30分钟待用，与上述中药一起炖，加入绍酒、姜、葱、食盐等调料，熟后即可食用。

功效：补肾壮阳，对肾亏阳痿、遗精、早泄有一定疗效。

9. 鹿鞭炖灵芝

配方：鹿鞭500克（制作法如牛鞭），灵芝50克，仙灵脾30克，炖服。

功效：大补肾阳，对肾虚阳衰者有一定疗效。

10. 沙参熟地鳖甲汤

配方：甲鱼一只，杀后放血去肠杂切块，洗净待用；北沙参 50 克，熟地 50 克，加适量冰糖与甲鱼同炖。

功效：大补肾阴，对阴虚口干、盗汗、腰酸者大有裨益。

二、五脏调补药膳

（一）心

1. 参归猪心汤

配方：人参 5 克，当归 15 克，猪心一枚，炖服。

功效：对心气不足引起的心悸、健忘、忧虑、气短乏力、惊恐等症有一定疗效。

2. 牛心黄芪参麦饮

配方：生黄芪 30 克，人参 5 克，麦冬 12 克，五味子 10 克，牛心 150 克，炖服，饮汤食肉。

功效：对心悸失眠、自汗、怔忡等为主症的心衰有一定疗效。

3. 双参莲心汤

配方：丹参 30 克，人参 5 克，生黄芪 30 克，莲心 50 克，炖服。

功效：补益心气、安眠镇静。

（二）肝

1. 枸杞黄精鸡肝汤

配方：杞子 30 克，鸡肝 5 枚，黄精 15 克，炖服，喝汤食肉。

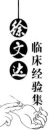

功效：补益肝阴，对视物昏花、两眼干涩、早期白内障、头发早白等病症有一定疗效。

2. 杞子玉竹兔肝汤

配方：杞子30克，制玉竹15克，兔肝5枚，洗净，炖服，饮汁食肉。

功效：补肝、生血、明目。

3. 杞子丹参羊肝汤

配方：杞子30克，丹参30克，羊肝一具，洗净切片入沸汤中，变色无血时为熟，调加食盐少许，分次食用。

功效：主治青盲内障、视神经萎缩等。

（三）脾

1. 白术猪肚粥

配方：焦白术15克，猪肚一只，陈米适量，煮粥食。

功效：对脾胃虚弱、消化不良、面黄肌瘦者有一定疗效。

2. 人参淮山牛肚汤

配方：人参5克，淮山药30克，牛肚一只，洗净炖服，饮汤食肉。

功效：健脾益气，强健脾胃功能，对脾虚慢性泄泻等疗效较好。

3. 槐花牛肚汤

配方：槐花15克，牛肚一具，炖汤食服。

功效：主治痔疮出血、肛裂出血。

（四）肺

1. 白芨猪肺汤

配方：白芨 10 克，猪肺一具，洗净炖汤。

功效：补肺生津，润肺止咳，为治疗空洞型肺结核良方。

2. 二百丹参猪肺汤

配方：百合 15 克，百部 10 克，丹参 30 克，猪肺一具，炖服，喝汤食肉。

功效：治疗肺结核病。

3. 人参百合猪肺汤

配方：白参 5 克，百合 15 克，猪肺一具，炖服。

功效：补益肺气，对肺气肿有效。

（五）肾

1. 鹿鞭壮阳汤

配方：鹿鞭一副，母鸡肉 500 克，杞子 30 克，菟丝子 30 克，巴戟肉 10 克，绍酒 50 克，胡椒粉、花椒、食盐、生姜、葱各适量。

制作方法：鹿鞭用温水发透，约 10—12 小时，中途换几次温水，刮去粗皮杂质，剖开再刮去里面的粗皮杂质，洗净切成小段，和预先用纱布包好的中药一起炖服。

功效：温肾壮阳，补血益精；主治肾虚阳痿、腰膝酸软、头昏耳鸣等症。

2. 杜仲煮腰花

配方：杜仲 30 克，猪腰两只（切开洗净去白）。

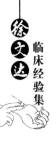

制作：先用水煎煮杜仲 30 分钟，后放入猪腰同煮，待猪腰熟后去杜仲，加入调料即可。

功效：补肾治腰酸。

3. 猪肾核桃粥

配方：猪肾一对，洗净切片，核桃肉 6 枚，人参 5 克，防风 3 克，葱白二根，加粳米同煮。

功效：补肾治耳鸣。

三、治疗各种疾病药膳

（一）冠心病

1. 五参猪心汤

配方：丹参 30 克，党参 30 克，元参 15 克，南、北沙参各 15 克，猪心一枚，洗净炖服，喝汤食肉。

功效：治疗冠心病。

2. 丹参黄芪猪心汤

配方：丹参 30 克，生黄芪 30 克，降香 10 克，猪心一枚，洗净，炖服，喝汤食肉。

功效：治疗冠心病。

3. 丹参百合莲心汤

配方：丹参 30 克，百合 15 克，莲心 250 克（去芯先煮熟后与药同煮）。

功效：治疗冠心病、失眠、心悸。

4. 甘麦大枣汤

配方：炙甘草 10 克，淮小麦 30 克，大枣 12 枚（洗净剖开）。

功效：治疗冠心病、神经官能症、心动过速，症见心悸、失眠、怔忡、心慌等。

5. 桂圆莲心芪枣汤

配方：龙眼肉12枚，生黄芪30克，酸枣仁30克，莲心250克（去芯先煮熟后与药同煮）。

功效：治疗冠心病、乏力心悸、不寐严重者。

（二）肝病

1. 复方虫草补肝汤

配方：冬虫夏草5克，平地木30克，杞子30克，红枣12枚，羊肝一只，洗净去筋膜切片煮熟后与药同煮，分次食用，喝汤食肉。

功效：滋补肝阴，治疗肝炎患者后期头晕眼花乏力及面色萎黄者。

2. 枸杞羊肝汤

配方：杞子30克，黄精15克，白蒺藜10克，羊肝一只，黄酒适量。

功效：滋补肝阴，治疗青盲内障。

3. 丹参玉竹猪肝汤

配方：丹参30克，制玉竹15克，猪肝一只，洗净去血，与药同煮，喝汤食肉。

功效：柔肝滋阴，活血化瘀，治疗早期肝硬化。

4. 丹参鳖甲猪肝汤

配方：丹参30克，炙鳖甲30克，猪肝一只，洗净，与

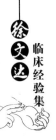
药同煮,喝汤吃肝。

功效:预防及治疗早期肝硬化。

5. 黄芪鳖甲红枣汤

配方:生黄芪 30 克,炙鳖甲 30 克,红枣 12 枚(洗净剖开),地骨皮 30 克,同煮,喝汤食枣。

功效:治疗肝炎患者后期阴虚内热、盗汗乏力。

(三)脾胃病

1. 白术陈皮猪肚汤

配方:焦白术 30 克,陈皮 10 克,猪肚一具(洗净去肠杂),和药炖熟,食肉喝汤。

功效:主治脾胃虚弱,对于食入腹胀、消化不良患者及胃病恢复期患者有健脾助运作用。

2. 参苓白术牛肚煲

配方:党参 30 克,茯苓 15 克,焦白术 15 克,同煎半小时;牛肚半斤,先炖熟,和药装煲,加入少许火腿、笋片、精盐、酱油、味精、葱等。

功效:对慢性结肠炎患者、经常便溏者、慢性泄泻病久治不愈者有效,有健脾益气作用。

3. 黄芪白术升麻鱼头汤

配方:生黄芪 30 克,焦白术 15 克,升麻 10 克;取塘鱼鱼头一只,去鳃洗净后待用,和药煎汤,食鱼头喝汤。

功效:主治胃下垂病人,脾虚消化不良也有一定疗效。

4. 三白鸽汤

配方：白芨 10 克，淮山药 30 克，白鸽一只（去毛、肠杂洗净），同药煎一小时，食肉喝汤。

功效：对胃及十二指肠溃疡和手术后的患者，有加快肌肉增生、促进伤口愈合的作用。

5. 参芪鸭

配方：人参 5 克，生黄芪 30 克，鸭一只（去腿毛、内脏，剁去脚，冲洗干净）。将药填入鸭腹内，加入绍酒、酱油、葱、味精等，上笼用武火蒸 2—3 小时，鸭熟即可。

功效：健脾胃补气血，用于病后体弱和营养不良及贫血者，糖尿病患者也可食用。

（四）肺病

1. 百合百部虫草鸡

配方：百合 10 克，百部 10 克，冬虫夏草 2 克，嫩母鸡一只，食盐 2 克，绍酒 15 克，葱 10 克，与药同煮，食肉喝汤。

功效：治疗肺结核及体质虚弱者。

2. 百合川贝炖梨头

配方：百合 10 克，川贝 6 克，梨一只（挖去核），将药填入，用水炖服喝汤。

功效：治久咳不愈。

3. 杏贝凤爪炖甲鱼

配方：杏仁 12 克，川贝 6 克，鸡爪 5 只，甲鱼一只（去肠杂洗净），与药同蒸，食肉喝汤。

功效：治疗慢性支气管炎及经常咳嗽吐痰者。

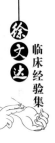

4. 杏仁蒸鸭

配方：杏仁 15 克，鸭子一只（1000 克），绍酒 60 克，清汤 250 克，食盐、味精少许，蒸服。

功效：有润肺平喘、化痰饮作用，可治疗慢支及肺气肿等病。

5. 羊肺汤

配方：羊肺一具（用清水冲洗干净），杏仁 10 克，炖服，食肺喝汤。

功效：有止咳平喘作用，可作为肺萎、支气管炎、肺气肿、肺结核、肺心病患者之膳食。

（五）肾病

1. 牛鞭壮阳汤

配方：牛鞭 100 克，菟丝子 15 克，甜苁蓉 15 克，杞子 30 克，杜仲 30 克（用纱布袋包装）；将牛鞭用温水反复浸泡，发胀去表皮，顺尿道对剖成两块，用清水洗净，再以冷水漂 30 分钟待用，然后与药一起炖，食肉喝汤。

功效：大补肾阳，有生精补髓的作用，对精血亏损的阳痿、早泄、遗精、肾虚腰痛、神疲乏力者有一定疗效。

2. 附子生姜羊肉汤

配方：附子 6 克，生姜 10 克，茯苓 15 克，焦白术 15 克，羊肉 250 克（洗净切成小块），与药同炖（加入姜、葱、精盐、味精等）约 2 小时，食肉喝汤。

功效：壮肾阳、消水肿、暖肾，对肾阳不足之水肿效果独特，冬季怕冷者食之有效。

3. 地黄鸡

配方：生地黄 50 克，杞子 30 克，碧桃干 30 克，新母鸡一只（去肠杂、头足洗净），与药同蒸 2—3 小时，加佐料（味精、精盐、葱等），食肉喝汤。

功效：补肾阴、退虚热、止盗汗，对阴虚内热、经常盗汗者有一定效果。

4. 南瓜绿豆汤

配方：干绿豆 50 克（去泥沙洗净），食盐少许（约 3 克），拌和均匀，略腌 3 分钟后用清水冲洗干净；老南瓜 500 克，削去表皮抠去瓜瓤，用清水冲洗干净，切成约 2 厘米左右的小块。

制作：锅内放清水 500 毫升，将水烧沸后先下绿豆煮沸 2 分钟，再淋入少许凉水，待沸，即将南瓜块下入锅内，盖上盖，用文火煮沸约 30 分钟至绿豆开花即可，然后可加食盐少许调味。

功效：为夏季清暑利尿解毒膳食，是糖尿病的辅助治疗膳食。

四、儿童药膳

1. 覆盆子淮山粥

配方：覆盆子 20 克，淮山药 30 克，放入布袋煎成药汁约 500 毫升，放入 150 克大米煮成粥后服。

功效：治疗小儿遗尿症和慢性泄泻。

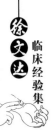

2. 豆蔻烧鱼汤

配方：豆蔻5克，陈皮5克，大鲫鱼一条（约250克，去内脏洗净）。

制作：将豆蔻、陈皮用温水洗净切成碎粒拌和后放入鲫鱼腹内，用砂锅炖熟，食肉喝汤。

功效：治疗小儿脾虚少食之厌食症。

3. 太子止泻汤

配方：太子参10克，淮山药20克，焦白术10克，白扁豆20克，茯苓10克，葛根10克，猪肚100克（熟肚），与药同煎半小时即可，食肉喝汤。

功效：调治小儿脾虚泄泻。

4. 八珍糕

配方：党参50克，焦白术20克，茯苓20克，炙甘草10克，熟地50克，川芎15克，当归30克，炒白芍20克。

制作：上药煎汁（用水1000毫升煎至200毫升），用上好的米粉500克、砂糖500克拌和，加药汁上笼蒸熟后切成方块即可，日服3块（分次服）。

功效：治小儿营养不良、面黄肌瘦。

五、妇女药膳

（一）调经药膳

1. 大补血汤

配方：生黄芪50克，当归30克（煎汁），猪肝一副，熬汤，食肉喝汤。

功效：大补气血，治疗贫血及血虚经闭证。

2. 当归芍药红糖汤

配方：当归 20 克，赤芍 15 克，加入红糖 30 克，老酒 30 克，红枣 6 枚，放入同煎 1 小时。

功效：治疗妇女月经不调。

3. 桃红四物赤豆汤

配方：桃仁 10 克，红花 6 克，赤芍 15 克，红枣 12 枚，当归 10 克，生地 15 克，川芎 6 克，赤豆半斤煎服。

功效：活血通经，治疗闭经。

4. 香附郁金鸡肝汤

配方；香附 l0 克，广郁金 10 克，鸡血藤 30 克，鸡肝 6 只（去血洗净），与药煎服，食肉喝汤。

功效：理气解郁，治疗气滞经水不调、月经先期证及经行腹痛。

（二）带下药膳

1. 山药莲子米仁汤

配方：淮山药 30 克，莲子 30 克，芡实 30 克，米仁 30 克。

制作：将山药、莲子（去皮芯）、米仁（洗净）一起放入砂锅中，加水 500 毫升，用文火煮熟。

功效：健脾祛湿止带。

2. 淮山杞子小肠汤

配方：淮山药 30 克，杞子 30 克，莲子 30 克，金樱子 15 克，猪小肠两小段。

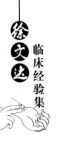

制作：先将猪小肠洗净，然后将莲子、杞子、淮山、金樱子放入猪肠内，两端用线扎紧，加清水1000克，待猪小肠煮裂后切片服用。

功效：治疗肾虚带下。

3. 米仁椿皮冬瓜汤

配方：米仁30克，椿皮10克，冬瓜500克，煎服，喝汤。

功效：治疗湿热下注型白带。

（三）妊娠药膳

1. 黄芩苏梗红枣汤

配方：黄芩10克，苏梗10克，红枣12枚，煎汤饮服。

功效：安胎、和胃、止呕，主治妊娠早期恶阻证。

2. 白术赤豆鲫鱼汤

配方：焦白术15克，赤小豆100克，河鲫鱼250克。

制作：先把鲫鱼去鳞及内脏洗净，同赤小豆、白术同熬，待鱼烧熟即可食服。

功效：健脾消肿，主治妊娠数月后面部及四肢浮肿。

3. 参归白术猪肝汤

配方：党参15克，当归10克，焦白术15克，猪肝100克，同煮。

功效：补益气血，增加食欲，主治妊娠贫血乏力少食等症。

（五）产后药膳

1. 猪蹄羊乳汤

配方：羊乳30克，当归15克，通草5克，"七星"猪蹄一只。

制作：猪蹄去毛洗净，加入当归、羊乳、通草，放水 150 克至砂锅，文火清炖至熟。

功效：下乳，主治产后乳少。

2. 八宝鸡汤

配方：党参 10 克，当归 15 克，生黄芪 20 克，杞子 20 克，焦白术 10 克，炒白芍 10 克，淮山药 30 克，制玉竹 10 克，茯苓 l0 克，将上药用纱布包好；嫩母鸡一只（去毛、肠杂洗净），将鸡与药同煮，加入少许调料即可。

功效：大补气血，大补肝肾，主治产后体虚面黄贫血者或产后大出血者，为产后滋补药膳。

六、老年药膳

1. 黄芪麦芽冬瓜汤

配方：生黄芪 50 克，生麦芽 60 克，冬瓜 250 克（去子带皮洗净），同药炖服。

功效：治疗老年前列腺肥大症（排尿困难者）。

2. 黄芪淮山莲心粥

配方：生黄芪 50 克，覆盆子 50 克，淮山药 60 克，莲子 50 克，粳米 100 克。

制作：先将药煎汁，再放入米同煮。

功效：益气补益肝肾，主治老年尿多尿频。

3. 益寿蛤蛋汤

配方：人参 5 克，生黄芪 30 克，圆蛤 50 克，鸡蛋一个。

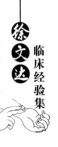

制作：将上药煎汁，圆蛤洗净，鸡蛋打碎，加水适量和药汁蒸服。

功效：益气补血补钙，主治老年缺钙、乏力等症。

（徐文达）

第二辑

杂病证治

脾胃病

　　脾主升清，运化水谷精微；胃主降浊，受纳腐熟水谷。脾升则健，胃降则和，二者互为表里，构成"气机升降之枢，气血生化之源"。《素问·玉机真藏论》曰："五脏者皆禀气于胃，胃者，五脏之本也。"又有经曰："脾为孤脏，以灌四傍。"说明脾胃气之盛衰直接关系到五脏的安危。自古以来，历代医家无不重视脾胃。李东垣《脾胃论》曰："内伤脾胃，百病由生……善治病者唯在调理脾胃。"脾胃所居之处为人体之中洲，乃是气机升降的枢纽。正如喻嘉言所说："中脘之气旺，则水谷之清气上升而灌输百脉，水谷之浊气下达于大小肠从便溺而消。"脾之清阳上升，胃之浊阴下降，则气血生化有源，出入有序；反之则生化无端，传化无由。假使脾胃损伤，则寒热错杂或痰气湿食困阻，气机升降因而失调，脾胃病由是生矣。

　　徐老主攻内科，擅治脾胃病。他继承了先辈医家重视脾胃的传统，在多年的临床实践中形成了自己的三大特点：一、各种内科杂病后期，都以调理脾胃而收功。二、当病情错综复杂、无从下手时，以调理脾胃为先，所谓"纳谷者生，绝谷者亡"。三、脾胃病后期多属虚证，以健脾益气为主。徐老根据临床实际，对脾胃病进行了较为详细全面的症候分型，其中尤为侧重痰、湿、食滞。他认为现

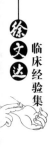

代人由于生活富足,食饮无节,生活不规律,平时运动少,再加上江南之地多湿,致使所摄入的过多的膏脂肥甘在体内没有被及时消耗代谢,积食之证因此而成,日久生痰生湿;另现代生活节奏快,压力大,情志不遂,易生闷气,致使气机壅滞不畅,久之因而血郁,于是乎"痰、湿、食滞"这些病理因素阻碍气机升降,脾胃病乃生。正如《素问·痹论》所言:"饮食自倍,肠胃乃伤。""肝木郁滞,则脾土不达。"因此,徐老在治疗因痰浊壅滞、湿热阻滞、饮食积滞、气滞血郁这类病因导致的脾胃病时,常用消法,以通为补。具体治疗方法有理气化痰、清胆和胃、消食导滞、行气止痛、疏肝解郁、燥湿理脾等等。

然而"脾病多虚,胃病多实",脾胃病大多表现为虚实夹杂,寒热错杂,临床中纯实或纯虚证者不多,故治疗脾胃病不宜大泄或大补。又因"脾喜燥恶湿,胃喜润恶燥"的生理特点,用药时还应避免过燥伤胃阴和过润碍脾气。故徐老在治疗许多慢性虚损性脾胃病时,以调和为主,往往消补并用、寒热兼顾、升降同求、燥润相间,察明病机失调之所在,循因而治,使脾胃生化机能得复。

长期以来,徐老始终坚持以辨证论治为主,辨病为辅,使辨证与辨病相互结合,并坚持以中医中药治疗为主,必要时辅以西医西药,师古而不泥古。现在西医学在认识疾病上非常深入,有多种先进仪器设备可供基础检测,徐老教导我们应该虚心借鉴,做到西为中用。

徐老在临床中擅用经方。他认为经方是前人经验的总结，疗效确切，配伍组方精密，故至今沿用不衰。他常说："心中有方，才能临证不慌。"对于一些临床疗效确切的偏方，他也会虚心予以借鉴。其临床常用治胃肠病的方子有：平胃散、四逆散、二陈汤、半夏泻心汤、温胆汤、越鞠丸、保和丸、左金丸、金铃子散、海贝散、理中汤、香砂六君子汤、参苓白术散、补中益气汤等等，灵活加减运用，疗效显著。

此外，徐老还常常根据西医的诊断结果，临床摸索运用中药治疗。如对于慢性胃炎且伴有 HP 阳性者，其临床常加入黄芩、半枝莲、黄连、蒲公英等抗菌消毒；慢性胃炎合并肠化或异型增生者常加蛇舌草、半枝莲、龙葵；腺体萎缩者加丹参、乌梅等。应特别指出的是，徐老还根据中西医结合的理论与实践，创制了溃疡七味（生白芍、炙甘草、元胡、川楝子、海螵蛸、浙贝、白芨），加减运用治疗胃和十二指肠溃疡，疗效确切。

人言："三分治，七分养"，任何疾病的发生、发展和预后都与我们的日常生活习惯息息相关。其中饮食与情志是影响疾病发展的两大主要因素。徐老常言："早餐吃得饱，午餐吃得好，晚餐吃得少。"良好的饮食习惯是健康的基础。对脾胃病来说，饮食调养尤显重要。所以在门诊时，徐老总是细心地交代患者，如果是胃脘胀者要少吃毛豆、红薯、芋艿、香蕉等容易产气且不易消化的食物；有泛酸者不吃腐乳、咸菜、榨菜、橙子、西红柿等咸、酸的对胃黏膜刺激较大的东西；易腹泻者少吃或不吃西瓜、生梨等

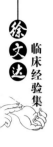

生冷寒凉的食物等。概括起来一句话:"生、冷、酸、辣、硬、难消化"的食物都应不吃。中医有"要想身体安,三分饥与寒"之谓,所以又要求患者吃饭不要吃太饱,给胃留个二三分自由空间,使其有足够的能力去转输。若碰到牙齿脱落的脾胃病患者,应劝其把牙齿先镶好。因为这是消化的第一关,一定要把食物充分咀嚼透彻,这样等食物到达胃里后,胃平滑肌在研磨食物的过程中,食物对于胃黏膜的摩擦损伤才会降到最低,脾胃病的发生就会减少。在情志调摄上,他常劝导病人要心态平和,与人为善。中医学上讲"郁怒伤肝,忧思伤脾",忧思恼怒会导致脾胃病的发生,加速脾胃病的发展。而待人以和,多做善事,则会使人心情愉悦,而心情愉悦则肝达脾舒,脾胃病自然就减少了。

以下摘录徐老治疗脾胃病的典型病例,以明其处方用药之特点。

【病例一】

李某,男,50岁。

【初诊】 2011年12月19日。

【病史】 胃脘痞满五个月,且有嗳气、泛酸、嘈杂、口苦口黏、胸闷痰多、口渴不欲饮,伴有头晕、恶心、周身酸重、夜寐欠安、梦多、小便黄、大便黏滞不爽,舌红苔黄腻,脉滑。

【辨证】 痰湿阻胃。

【治法】 除湿化痰，清胆和胃。

【处方】

苍术 15 克	厚朴 12 克	陈皮 10 克
生甘草 6 克	茯苓 15 克	姜半夏 12 克
枳壳 12 克	姜竹茹 12 克	黄连 6 克
吴茱萸 3 克	六神曲 15 克	北秫米 30 克
焦山栀 12 克	制军 10 克	

【二诊】 服药 7 帖，胃脘痞满悉除，且嗳气明显减轻，口黏、恶心等症大为好转，大便通畅，黄腻苔也逐渐褪去。继服前方 7 帖，后又随症加减几味，共服药三周，病愈。

【按语】 "六腑者，以通为用。"胃乃六腑之一，也是以通为用，以通为和。当痰湿阻滞脾胃时，脾胃升降功能受到影响，脾胃之气不得输，痞结于胃脘。另外，痰湿郁久化热，脾胃湿热熏蒸肝胆，引起胆汁外溢，则可出现胃脘泛酸、嘈杂，胆汁随逆气上泛，则可见口苦。胆木犯胃，胃气失和引起胆胃不和，痰涎内扰，则见失眠多梦。因此，本案徐老用平胃温胆汤加味治之，其中苍术、厚朴、陈皮、甘草除湿和胃；茯苓、姜半夏、竹茹、枳壳、黄连清胆化痰；黄连、吴茱萸相配，清肝胆火，降逆止呕，并除嘈杂；姜半夏、北秫米相伍，使胃和寐安；少佐制军，使六腑得通，自然胃脘痞满诸症悉除。

【病例二】

刘某，女，48 岁。

【初诊】 2012 年 2 月 27 日。

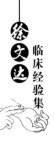

【病史】 自觉胃脘胀痛不舒一个月，加重五天，连及胸胁满闷，且伴有泛酸、嗳气、心烦、恶心、呕吐、食饮难化，舌质红，苔薄腻，脉弦滑。

【辨证】 肝胃不和，气机郁滞。

【治法】 疏肝和胃，行气解郁止痛。

【处方】 苍术 12 克　　厚朴 10 克　　陈皮 10 克
生甘草 5 克　　川芎 6 克　　制香附 12 克
焦山栀 12 克　　六神曲 12 克　元胡 30 克
川楝子 6 克　　蒲公英 30 克

【二诊】 服药 3 帖后，诸症减轻。7 帖后胃脘疼痛基本消除。以前方合佛手片 12 克、乌药 10 克，再进 7 帖，诸病基本得愈。

【按语】 朱丹溪曰："气血冲和，万病不生，一有怫郁，诸病生焉，故人身之病，多生于郁。"此案女性患者且年四十有八，逐渐进入更年期，肝的疏泄功能以及脾的运化功能正逐渐失调。肝脾失和，气机郁滞，气郁化火，则引发火郁，所以症见心烦、泛酸；气滞血瘀，则引发血郁，所以症见胸胁满闷；脾失运化聚湿生痰则引发痰郁、湿郁，所以症见恶心呕吐；脾失运化，致食饮难消，则引发食郁，所以症见食饮难化。徐老用胃痛十一味（平胃散合越鞠汤合金铃子散加上蒲公英）治之，其中苍术、厚朴、陈皮、甘草燥湿运脾、行气和胃；川芎、香附、六曲、山栀行气解郁；元胡、川楝子理气止痛。诸药合用，使六郁得消，胃痛得除。

【病例三】

方某,男,17 岁。

【初诊】 2011 年 7 月 25 日。

【病史】 患者食饮稍有不慎,即现呕吐,且伴面色萎白、言语低微、四肢少力、食少、便溏,舌质淡,脉细缓。

【辨证】 脾胃虚弱,气机上逆。

【治法】 益气健脾,降逆上呕。

【处方】
党参 15 克　焦白术 15 克　　茯苓 12 克

炙甘草 6 克　陈皮 10 克　　　姜半夏 10 克

广木香 6 克　砂仁粉 3 克(吞) 高良姜 5 克

红枣 6 枚　　鸡内金 15 克

【二诊】 服药 7 帖后,呕吐已愈,食纳转香,便溏也见好转。复诊原方加上炙黄芪 24 克,炒谷、麦芽各 20 克,继进 7 帖。

【三诊】 呕吐再无发生,大便也基本成形。后以成药香砂六君子丸巩固善后,现形气俱充,脉和有力。

【按语】《内经》云:"胃病者,膈咽不通,饮食不下。"脾胃气虚,升降失常,故见胃气上逆作呕;脾阳下陷便溏,运化无力,化源不充,故见面色萎白、言语低微、四肢少力、食少。徐老用香砂六君子汤加味治之,方中党参、白术、甘草甘温补气,得茯苓之渗利;木香、砂仁之理气,使补中有行,补而不滞;陈皮、半夏理气降逆上呕。诸药合用,同奏益气健脾、和胃降逆之功,从而使呕吐得平。

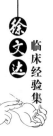

【病例四】

马某,男,67 岁。

【初诊】 2012 年 3 月 26 日。

【病史】 患者脘腹满闷,且隐隐作痛,喜温喜按,食纳不香,形体消瘦,面色淡黄,少气懒言,且伴有头晕、乏力,劳累后脘腹满闷加重,平躺时自觉症状减轻,舌质淡,苔薄白,脉细弱。

【辨证】 中气不足,清阳不升。

【治法】 温中补虚,健脾升清。

【处方】

炙黄芪 24 克	党参 15 克	焦白术 12 克
陈皮 10 克	升麻 12 克	柴胡 10 克
炙甘草 5 克	当归 12 克	六神曲 15 克
鸡内金 15 克	生姜 3 片	红枣 6 枚

【二诊】 服药 7 帖后,脘腹满闷、隐痛减轻,头晕好转,稍有力气。继续予以前方合佛手 10 克,乌药 10 克,炒谷、麦芽各 20 克再进。

【三诊】 各症状明显好转,予以归芍六君子汤等方剂加减运用,再配合补中益气丸等成药同服,并嘱其少劳累,多休息,多食温性食物,不吃寒凉食物。现胃脘痞满隐痛症状基本消失,食纳也慢慢转香,头晕等症也很少再发生。

【按语】《兰室秘藏·中满腹胀》曰:"或多食寒凉,及脾胃久虚之人,胃中寒则胀满,或脏寒生满病。"患者由于年老体衰,脾阳不足,寒无以温化,所以症见脘腹满闷隐痛，喜温喜按；脾阳不足，清阳不升，所以症见头晕；脾阳不足，运化失司，所以症见饮食不香，形体消瘦乏力；脾阳不足，生化乏源，所以血府空虚，脉见细弱。徐老用补中益气汤升阳益气，再加以理气止痛之佛手、乌药，使中焦阳气得复，气机得顺，则胃脘痞满、隐痛自除。

【病例五】

李某，男，35 岁。

【初诊】 2012 年 4 月 16 日。

【病史】 患者中脘隐痛灼热半月，空腹时多见，得食后疼痛减轻，伴泛酸、口臭，大便偏干时见黑色，苔薄黄，脉弦数。胃镜提示十二指肠溃疡，慢性浅表性胃炎。

【辨证】 肝胃不和，气郁化火。

【治法】 清肝和胃，理气止痛。

【处方】

生白芍 15 克	炙甘草 10 克	川楝子 10 克
元胡 30 克	浙贝 6 克	海螵蛸 30 克
白芨 10 克	蒲公英 30 克	黄连 6 克
吴芋 3 克	黄芩 10 克	

【二诊】 服药 7 帖后，脘痛口臭好转，泛酸减轻，大便色转黄。效不更方，原方继进 14 帖，诸症悉除。

【三诊】 改方为溃疡七味加上党参、焦白术、淮山药、炙黄芪等健脾益气药再服月余。后做胃镜复查，溃疡已愈。

【按语】 此患者平素喜烟酒，性情较急躁，而致肝木

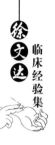

亢盛，克脾犯胃，为痛为酸；火伤血络，则见黑便。徐老方用自拟溃疡七味加味治之，方中芍药、甘草酸甘缓肝为君，合金铃子散疏肝理气泻火止痛为臣，海螵蛸咸涩多碱以中和胃酸，浙贝能镇痛（其含颠茄作用）并能反制海螵蛸的收涩闭便之弊，更用白芨敛疮生肌、保护胃黏膜为使。徐老先用此方加上蒲公英、黄芩等平肝胃之火以治其标，后用此方加上党参、白术等补脾土之虚以治本，故能全功。

【病例六】

林某,女,38 岁。

【初诊】 2010 年 7 月 28 日。

【病史】 患者近三天来自感上腹部饱满，食后更甚，纳谷不香、口臭、腰酸乏力、大便黏滞不畅，苔白腻，舌淡红,脉弦滑。

【辨证】 气滞湿阻,脾胃不和。

【治法】 调和脾胃,理气化湿。

【处方】

苍术 12 克	厚朴 10 克	陈皮 10 克
生甘草 5 克	柴胡 10 克	炒白芍 10 克
枳壳 10 克	佛手 10 克	香橼皮 10 克
六神曲 10 克	鸡内金 10 克	蒲公英 30 克
制军 10 克	藿香 10 克	

【二诊】 上方服用 14 帖后，上腹部胀满消失，纳稍增，大便通畅，唯觉短气乏力，苔薄白,脉缓。于是改用香

砂六君子汤加六神曲善后。

（按语）患者年过 35 岁，脾气渐虚，又值长夏，湿气当令，一有饮食不节，就会导致食滞胃腑，酿湿生痰，内湿与外湿同气相求，困阻脾胃，不得运化，即为此症。徐老用平胃四逆散加味治之，其中平胃散化湿消积除痞满，四逆散宣畅气机，加上佛手、香橼皮疏肝理气，加上六神曲、内金、制军消食导滞，因"痞坚之处必有伏火"，故更加上蒲公英清热除火。此方为徐老治疗脾胃病的常用方剂，临床灵活加减运用，疗效可观。

【病例七】

唐某，男，35 岁。

【初诊】 2011 年 9 月 10 日。

【病史】 患者于昨晚饮酒过量，入夜呕吐两次。今日上午来诊，言其胃脘处痞满胀痛，时时欲吐，口苦心烦，舌质红，苔黄腻，脉滑数。

【辨证】 胃热炽盛。

【治法】 清热泻火和胃。

【处方】 姜半夏 15 克　　川连 10 克　　黄芩 12 克
　　　　　生甘草 5 克　　干姜 3 克　　党参 10 克
　　　　　蒲公英 30 克　　陈皮 10 克

【二诊】 上方服用 7 帖后复诊，一切安和。

【按语】 患者时值壮年，贪杯喜饮，酿湿化火，致使心下痞结，胃气上逆而呕吐。徐老用半夏泻心汤加味辛开

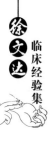

苦降、清热和胃、消痞散结,药症合拍,故药到病除。

【病例八】

王某,女,21 岁。

【初诊】 2011 年 12 月 12 日。

【病史】 患者三天前因饮食油炸食物过多,致胃脘撑胀不舒,后又食入寒凉瓜果,遂致胃脘胀痛难忍,伴有呕吐、泛酸,呕吐物为酸腐臭味,吐后痛减,大便不爽,矢气频转,矢气后痛减,苔腐白,脉滑。

【辨证】 饮食积滞。

【治法】 消食导滞,和胃止痛。

【处方】 六神曲 15 克　焦山楂 15 克　陈皮 10 克
　　　　　　姜半夏 15 克　连翘 15 克　　炒莱菔子 10 克
　　　　　　制军 10 克　　广木香 6 克

【二诊】 服药 7 帖,诸症悉除。

【按语】 "饮食自倍,肠胃乃伤。"此患者暴饮暴食,致使胃中气机阻滞,胃气失和而疼痛、呕吐。冷热相加致胃腐熟无权,故呕吐物见未消化物及有腐臭味。徐老用保和丸加味治之,其中六神曲、山楂、莱菔子消食导滞、和胃下气;陈皮、半夏、木香健脾和胃、理气降逆止呕。诸药合用,使食消积化,胃脘胀痛得除。

（何海勇、张海斌整理）

消化道溃疡

　　消化道溃疡属于祖国医学的"胃脘痛"、"肝胃气痛"等范畴。精神因素和饮食劳倦所伤与本病的关系极为密切。其病机为忧思恼怒，气郁伤肝，肝失疏泄，横逆犯胃，气机阻滞，胃失和降；也因饮食不调，饥饱失常，嗜酒喜辣，损伤脾胃，脾胃不和，气机阻滞而致，若日久不愈，不论是病邪阻滞或脾胃虚寒，都可形成瘀血凝滞。治疗过程中，针对病因要求患者排除精神刺激以及避免过度劳累，并节制饮食，注意摄养，十分重要。本病可发生于任何年龄，但以青壮年为多见，并以男性的发病率为高，这与繁重劳动、紧张工作、饮食饥饱失调或偏嗜、喝酒等因素有密切关系。

　　徐老认为，溃疡病证型往往不是单纯出现或一成不变的。常见有肝胃郁滞、脾胃虚弱、虚实夹杂三种证型，而以虚实并见、寒热错杂者为最多。例如上腹痛，喜热喜按，进食后能缓解，属于中气虚的虚痛，但在喜按的情况下，尚有固定的压痛存在（相应的溃疡部位），说明血脉瘀痹，则又属实证。又如有些患者开始为肝胃郁滞型，尔后又发展为虚实夹杂型，有的始见虚实夹杂型，后来又发展为脾胃虚弱型，因此临证时要仔细辨别，灵活对待，才能收到较好的疗效。

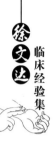

一、辨证分型

(一)肝胃郁滞型

上腹部胀痛,食后加重,或痛连两胁,嗳气则稍减,烦躁易怒,嘈杂吐酸,恶心嗳腐,痞满纳减,便秘或溏泄不畅,溲黄,舌红,苔白腻或薄黄腻,脉象弦滑或迟涩。治以疏肝解郁、消滞和胃。方用平胃越鞠汤加味:苍术、厚朴、陈皮、甘草、川芎、制香附、黑山栀、焦六曲、元胡、川楝子、白芨。

(二)脾胃虚弱型

胃脘隐痛绵绵,喜温喜按,遇冷痛甚,得热痛减,面色萎黄或㿠白,神疲乏力,纳食运迟,食后胀痛,呕吐清涎,每因受凉劳累、饮食不慎而复发,大便溏薄,小便清长或淡黄,舌淡,苔薄白,脉沉细弱。治以健脾和胃、温中止痛。方用香砂六君合良附丸加减:党参、焦白术、茯苓、炙甘草、陈皮、姜半夏、广木香、砂仁、良姜、香附、吴茱萸、大枣、白芨。

(三)虚实夹杂型

上腹部疼痛,发作有时,每在饭前或饭后一小时左右发作,多呈空腹痛或饥饿样疼痛,进食后能缓解,按之有压痛或喜揉,面色暗滞无华,体疲乏力,嘈杂吐酸,嗳气呕恶,舌苔白;或胃脘隐痛有灼热感,形体消瘦,烦躁口干,溲赤便艰,舌红苔黄,脉弦细数。治以柔肝和胃、理气止痛。方用自拟溃疡七味:生白芍、炙甘草、元胡、川楝子、白芨、海螵蛸、浙贝。

二、病案举例

【病例一】

陈某,男,61 岁。

【初诊】 1985 年 12 月 19 日。

【病史】 素嗜烟酒,患胃病已 20 余年,胃肠钡餐造影 X 线摄片:十二指肠溃疡伴胃窦炎、胃下垂,经治少效。症见胃脘疼痛,喜热喜按,每在饭前疼痛,呈空腹样饥饿感,进食后能缓解,纳少,食后作胀,嗳气吞酸,面色晦滞,形体瘦弱,上腹偏右有压痛,大便艰,小便黄,舌苔白腻,脉弦滑。

【辨证】 虚实夹杂。

【治法】 柔肝和胃,理气止痛。

【处方】 生白芍、炙甘草、元胡各 15 克,川楝子、白芨、广木香各 10 克,海螵蛸 30 克,浙贝 5 克,丹参 18 克,左金丸 6 克,白蜜 30 克。

【二诊】 5 帖后疼痛减轻,嗳气腹胀及嘈杂恶心均瘥,原方酌情加减服 24 帖,诸症俱退。

【三诊】 因食生冷致腹痛泄泻,两天后,上腹隐痛又作,喜热喜按,纳差乏力,肠鸣便溏,舌质淡,苔薄白,脉虚弱。治以健脾和胃、温中散寒。黄芪建中汤加减:炙黄芪 30 克,党参、焦白术各 12 克,茯苓、制香附各 10 克,炙甘草、陈皮各 6 克,桂枝 5 克,干姜 2 克,吴茱萸 2 克,炒白

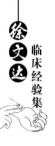

芍 15 克,大枣 6 枚。

【四诊】 7 帖后诸症均退,胃纳转佳,二便调畅,面色少华,舌淡,苔薄白,脉缓弱。前方去桂枝、干姜、吴茱萸、制香附,加姜半夏、白芨、海螵蛸、当归,服 21 帖。X 线复查:十二指肠球部溃疡愈合,胃窦炎亦痊愈。

【病例二】

余某,男,44 岁。

【初诊】 1985 年 10 月 9 日。

【病史】 患胃病已 10 余年,X 线钡餐透视:十二指肠球部溃疡、畸形,并见有壁龛影,幽门痉挛,慢性浅表性胃炎。经多方医治少效,反复发作。症见胃脘隐痛不已,喜热喜按,遇冷疼痛加剧,得热则减,每因疲劳、饮食饥饱、酒后受凉而复发,面色少华,神疲乏力,纳谷不香,食后胀满,嗳气稍舒,便溏每日 2 次。舌质淡,苔白,脉沉细。

【辨证】 脾胃虚寒,中气不足。

【治法】 健脾益气,温中止痛。

【处方】 党参 18 克,焦白术、制香附各 12 克,茯苓、姜半夏、高良姜各 10 克,炙甘草、广木香、陈皮各 6 克,砂仁 4 克,吴茱萸 2 克,白芨 10 克,大枣 6 枚。

【二诊】 5 帖后疼痛及嗳气胀满均减轻,原方加焦六曲、鸡内金。

【三诊】 续服 20 余帖后,复因劳倦及饮食不慎,致脘腹再度作痛,喜热怕冷,纳食减少,恶心吐清水,四肢不温，神疲乏力。舌苔白，脉沉细。证属中气虚弱，脾阳亦衰。治以温中健脾，黄芪建中汤加姜半夏、茯苓、陈皮、高良姜、制香附、白芨。

【四诊】　7 帖后，脘腹痛止，胃纳渐增，二便调畅，以香砂六君子汤加丹参、九香虫、谷麦芽、神曲健脾益气助运调理之。

【五诊】　10 余帖后，改投归芍六君子汤加炙黄芪、丹参、淮山药、南沙参、焦六曲、谷麦芽健脾益气养血收功。经 X 线钡餐透视证实痊愈。

【病例三】

袁某，男，40 岁。

【初诊】　1985 年 8 月 17 日。

【病史】　平素嗜酒喜辣，一周前因生气出现胃脘胀痛，急躁易怒，饥嘈，泛酸，口臭，大便色黑，溲黄，舌质红，苔薄黄腻，脉弦滑。X 线检查：胃溃疡伴慢性浅表性胃炎。

【辨证】　肝气犯胃，气滞湿阻，郁而化火。

【治法】　理气解郁，清热化湿。

【处方】　苍术 15 克，川朴 10 克，陈皮 10 克，生甘草 5 克，制香附 10 克，川芎 6 克，焦山栀 10 克，六神曲 10 克，川楝子 10 克，元胡 30 克，蒲公英 30 克，黄连 6 克，吴茱萸 3 克，浙贝 6 克，海螵蛸 30 克，白芨 10 克。

【二诊】　7 帖后诸症好转，大便色黄。效不更方，原方继续 7 帖。

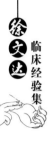

【三诊】 诸症悉除。苔薄白腻，舌质淡红，脉弦。气已疏通，郁火已散，唯湿留滞。于是改方为平胃四逆散加六神曲、内金、炒白术、蒲公英、白芨巩固善后。前后共服40余剂，经 X 光复查显示胃溃疡已愈。

（袁惠生整理）

泄　泻

《难经》云："湿多成五泄。"泄泻之成因，究其根本，无不缘于湿，无不关于脾。外湿盛则困脾，脾失健运，升清无权，而下趋为泄泻。脾虚则水谷不化精微，而为内生湿浊，升清无力，混杂下泄。《杂病源流犀烛·泄泻源流》指出："湿盛则飧泄，乃独由于湿耳。不知风寒热虚，虽皆能为病，苟脾强无湿，四者均不得而干之，何自成泄？"说明"脾强无湿"则无以成泄泻之病，此论一针见血，入木三分，道破了泄泻的缘由。

基于以上理论认识，徐老在治疗泄泻时，始终贯穿"化湿"和"健脾"两条主线，实证以化湿为先，虚证以健脾为主。具体而言，如外感寒湿，泄泻清稀兼见脘闷肢困、苔腻脉濡者，用藿香正气散加减以解表散寒、芳香化湿；如水湿困脾、泄泻稀溏兼见体胖腹胀、苔腻舌质淡胖者，用胃苓汤加减以健脾燥湿、淡渗分利；如食滞湿阻，泻下臭污、嗳腐吞酸、苔腻浊脉滑者，用保和丸合平胃散以消食导滞；如湿热阻滞，腹痛泄泻、肛门灼热、口渴尿赤、苔黄脉数者，用葛根芩连汤加减以清热利湿；如气滞湿阻，腹痛泄泻、量少不畅，甚则欲拉而无便、苔薄脉弦者，用薤白四逆合香连丸加减以理气导滞、清热化湿。以上诸症，皆为实证。徐老以化湿祛邪为先，待邪去湿除后，再用四

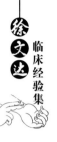

君子汤加味健脾固本。虚证泄泻有脾虚和肾虚之分。如脾虚湿滞,大便时溏次多,腹不痛,神倦乏力,脘腹不舒,舌淡脉弱者,用参苓白术散加减以健脾化湿;肾虚泄泻往往兼有脾虚,故徐老治疗肾虚"五更泻"常用附子理中汤加减。

以下摘录徐老治疗泄泻的典型病例,以明其处方用药之特点。

【病例一】

沈某,女,45 岁。

【初诊】 2011 年 7 月 11 日。

【病史】 患者近日因外出旅游,舟车劳顿,于昨晚出现腹泻二次。今晨来诊见其浑身困乏,脘腹满闷,恶心欲呕,恶寒发热,虽天气闷热但身上无汗,测体温 37.4℃,苔腻质淡红,脉濡数。

【辨证】 外感暑湿。

【治法】 芳香化湿,解表祛暑。

【处方】

藿香 10 克	苏叶 10 克	桔梗 6 克
白芷 6 克	大腹皮 15 克	苍术 10 克
姜半夏 10 克	茯苓 15 克	生甘草 5 克
陈皮 10 克	芦根 30 克	川朴 10 克

【二诊】 上方服用 5 帖后,诸症悉除。

【按语】 暑热之天,当宁心养神,使志无怒。摄生不慎,则外邪易犯。本案患者舟车劳累,感受暑湿,干扰肠胃,以致腹泻。徐老用藿香正气加芦根治之,化湿祛暑,疗效良好。如暑热较为明显,可再加银花、佩兰、淡竹叶等以增清暑之效。

【病例二】

崔某,女,23岁。

【初诊】 2011年7月18日。

【病史】 患者每日腹泻两三次,已有数年,今来就诊。见其体型肥胖,体重达196斤,言每日大便稀烂,常上下午各一次,大便时腹不痛,无其他明显不适,苔薄腻,质淡胖,脉沉。

【辨证】 水湿困脾。

【治法】 化湿行水。

【处方】

苍术10克	川朴10克	陈皮10克
生甘草5克	桂枝10克	生白术10克
茯苓15克	猪苓15克	泽泻10克
葛根30克	荷叶10克	生山楂15克

【二诊】 上方服用月余,患者腹泻止,体重也略有减轻,测重187斤。

【按语】 阴盛则阳衰。饮食不节,水湿内盛,充塞三焦,上而影响肺之宣肃,中而影响脾之运化,下而影响肾之蒸腾。如不及时治疗,久则生痰生瘀,阻滞脉道,后患无穷。水湿属阴,水湿盛则脾阳被困,日久而衰,故阴盛阳衰为本案例之病机要害。徐老用胃苓汤运脾利水,中

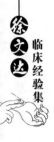

焦治则三焦治。如水湿难化,可加附子以益火之源。

【病例三】

陈某,男,3岁。

【初诊】 2011年2月14日。

【病史】 患儿近日常见食后作泻,便下臭污,溏黏不畅,今因纳呆不食前来就诊。触诊腹部较硬,按之有轻微疼痛,口气酸臭,舌苔白厚腻,脉滑数。

【辨证】 食滞湿阻。

【治法】 消食导滞。

【处方】

苍术5克	川朴5克	陈皮5克
生甘草2克	姜半夏6克	茯苓6克
焦山楂10克	六神曲6克	莱菔子10克
连翘5克	鸡内金6克	

【二诊】 上方服用7帖后复诊。泻止纳增,苔薄白,脉稍数。食积已消,当以健脾固本,故改用六君子汤加味善后。

【按语】 小儿无知,饮食不能节制,常见食积之证。积则消之,故徐老用平胃散合保和丸以消积导滞。如积滞较重,腹痛拒按,泻下量少不爽,可"通因通用",加生军攻下宿食。

【病例四】

张某,男,36岁。

【初诊】 2011 年 3 月 28 日。

【病史】 患者于 3 月 27 日晚餐时食用不洁食物后，半夜开始腹痛腹泻，至 3 月 28 日上午门诊时已泻下六七次。测体温 38.5℃，恶寒发热，口干舌燥，肛门灼热重坠，浑身酸软无力，苔薄黄，质偏红，脉滑数。

【辨证】 湿热阻滞。

【治法】 清热利湿。

【处方】 葛根 30 克　　　黄连 8 克　　　黄芩 12 克

生甘草 5 克　　　银花 15 克　　　炒白芍 10 克

【二诊】 徐老处方共 3 帖，患者服用一帖腹泻止，二帖便告痊愈。

【按语】 葛根黄芩黄连汤原是张仲景治疗太阳病桂枝汤证误下而致协热而利，利下不止。现代多用于湿热泄泻证，热重可加银花，湿重可加苍术，疗效确切。

【病例五】

沈某，男，30 岁。

【初诊】 2011 年 6 月 13 日。

【病史】 患者于 6 月 11 日出现腹痛腹泻三次，次日自服克痢痧胶囊和诺氟沙星胶囊，下午腹泻一次。13 日上午因左下腹疼痛较剧，浑身无力而前来就诊。刻见精神倦怠，左下腹疼痛拒按，大便欲解而未行，测体温 37.8℃，苔薄黄，舌质淡红，脉数。

【辨证】 气滞湿阻。

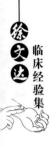

【治法】 理气化湿导滞。

【处方】 薤白头 30 克　　柴胡 10 克　　炒白芍 10 克

枳壳 10 克　　生甘草 5 克　　广木香 10 克

黄连 8 克　　生军 10 克（后下）

【二诊】 上方服用 1 帖后,大便泻下污浊较多,体温正常,腹痛大减。服用 2 帖后,大便成形,一切正常。

【按语】 薤白四逆散是范文虎老先生治疗气滞湿阻型泄泻病的有效验方,自称为"家方"。溯其源则出自张仲景的《伤寒论》,其言:"少阴病,四逆,其人或咳,或悸,或小便不利,或腹中痛,或泄利下重者,四逆散主之。"另言:"泻利下重者,先以水五升,煮薤白三升,煮取三升,去滓,以散（即四逆散）三方寸,内汤中,煮取一升半,分温再服。"徐老继承了范老先生的遗方,并在多年的临床实践中,摸索出一套行之有效的加减方法。如气滞湿阻、挟热郁者,加广木香、黄连;如热结大肠、腑气不通者,加生军以"通因通用";如湿重脘闷者,加平胃散以化湿和胃;如挟食积者,则加神曲、麦芽、莱菔子等以消食导滞。

【病例六】

郑某,男,31 岁。

【初诊】 2011 年 5 月 9 日。

【病史】 患者腹泻已有两年,经多方医治未见明显疗效。打听到徐老是治疗脾胃病的专家,故慕名而来求徐老诊治。笔者见其腹泻便溏日两次,脘腹饱闷,不思饮食,舌苔白腻而干,舌质暗红,以为实证,拟处方平胃四逆散加味。随后徐老复诊,言其脉弱无力,神倦乏力,久病当以虚论,应健脾化湿为主。

【辨证】 脾虚湿滞。

【治法】 健脾化湿。

【处方】 党参 30 克　焦白术 12 克　茯苓 15 克

　　　　　炙甘草 5 克　扁豆 15 克　　淮山药 30 克

　　　　　米仁 30 克　　桔梗 5 克　　　砂仁 3 克(分吞)

　　　　　葛根 30 克　　六神曲 10 克　鸡内金 10 克

　　　　　石榴皮 15 克

【二诊】 上方加减调理月余,诸症悉除。

【按语】 "心中了了,指下难明"。本例患者经多方医治,其中也不乏甬城诸大名医,未见明显疗效,责之辨证不准。笔者也一度误以为实证,究其根源,因为该患者苔白腻而干,舌质暗红,不属虚象,引起误诊。多亏徐老技高一筹,以脉定证,始终以参苓白术散补脾化湿,才得以痊愈。

【病例七】

史某,男,78 岁。

【初诊】 2010 年 12 月 27 日。

【病史】 患者便溏腹泻已有二十余年,腹痛作泻,泻后即安。近年来常在黎明时腹痛而泻,白天也会腹泻一次。今来诊见其形寒肢冷,神倦乏力,腰痛酸楚,大便后

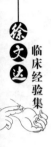

常感肛门下坠,舌淡嫩,脉沉细。

【辨证】 脾肾阳虚。

【治法】 补脾益肾。

【处方】 附片 6 克　　　干姜 5 克　　　党参 30 克

焦白术 15 克　　炙甘草 5 克　　补骨脂 10 克

葛根 30 克　　　石榴皮 15 克　煨肉果 10

【二诊】 上方服用 7 帖后复诊。腹泻略有好转,神倦乏力较重,纳呆少食,苔脉如前。证属后天脾胃久亏不复,于是原方加炙黄芪、淮山药以补脾。如此调理三个月,诸症好转。

【按语】 火生土,脾虚久则子病及母,肾阳也亏,治当脾肾双补。徐老一贯注重后天脾胃,补后天而养先天,只有脾胃强健,泄泻方可痊愈。

（张海斌整理）

癌　症

随着现代医疗技术的发展和人们对自身健康的日益重视,癌症病人的存活率有了很大提高,但是癌症的死亡率仍居高不下。如何延长晚期癌症病人的寿命,减轻病人因放化疗引起的毒副作用及提高病人的生存质量,是广大医务工作者面临的重大课题。中医中药在改善癌症病人的体征及延长晚期病人的寿命方面发挥了很好的作用,逐渐被广大医务人员和患者所认可。

祖国传统医学认为癌肿的成因主要有两方面,一是正气的亏虚,二是邪气的留滞。明代医家张景岳说:"脾肾不足及虚弱失调的人,多有积聚之病。"《外证医案汇编》说:"正气虚则成岩。"这些都说明癌肿的产生是以正气亏虚为基础的。另一方面,邪气的侵袭和留滞不去,也是癌肿产生的重要原因。《内经》说:"喜怒不适 …… 寒温不时,邪气胜之,积聚已瘤。""四时八风之客于经络之中,为瘤病者也。"宋代重校《圣济总录》指出:"瘤之为义,留滞而不去也。气血流行不失其常,则形体和平。无或余赘及郁结壅塞,则乘虚投隙,瘤所以生。"明代医家李中梓对癌肿的成因进行了系统的总结,他在《医宗必读》中指出:"积之成也,正气不足,而后邪气踞之。"

徐老潜心中医药临床实践六十余年,他坚持扶正祛

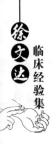

邪并举,运用自拟抗癌六味加减治疗各种癌肿取得了一定成效。他认为中医中药治疗癌症应遵循三大原则:一是抗癌毒,二是增强抗病力,三是辨证论治。

一、抗癌毒

这实际上属于医门八法中的消法范畴,是一条治疗大法,又可分为以下若干条具体治法。

(一)清热消肿

在肿瘤的病机演变过程中,常可见到热毒壅滞、经络阻塞的病机而产生局部的红、肿、热、痛、溃烂等症状。清热消肿法就是用苦寒或辛凉的中草药来解散人体这种病理状态的一种治法。临床常用的半枝莲、白花蛇舌草、夏枯草、紫背天葵等就是属于这类药物。现代药理研究证实这些药能清热解毒消肿止痛,都有不同程度的抗癌作用。

(二)行气散结

脏腑功能失调、气机不畅是肿瘤患者的常见病机,临床表现为局部胀痛不适。行气散结法就是用辛温流动的中草药来消除这种病理状态的治法。临床常用的八月札、枳实、枸橘等就属于这类药物。这些药较普通理气药行气力更猛烈,不仅能疏畅气机,同时能消除郁结,促进血行,从而起到消散肿块的作用。

(三)活血消癥

痰瘀毒虚是癌症患者常见的四大病理因素。清代医家王清任在《医林改错》论积聚一症时说："今请问在肚腹能结块者是何物？……气无形不能结块，结块者必有形之血也。"这里他明确指出肿瘤与瘀血关系极其密切。从临床上看，肿瘤患者也常见肿块坚硬、刺痛、面黯、舌紫等瘀血内滞的症候。活血消癥法就是用辛温行血消瘀的中草药来解除瘀血内滞证候的方法。常用中草药有三棱、莪术、穿山甲、桃仁、红花等。

（四）化痰软坚

痰是脏腑功能失调、津液运行失常的病理产物，从痰论治疑难病是中医的一大特色。因为痰瘀相生互结、密不可分而成为肿瘤病病机演变中的两大病理因素。临床常用的化痰软坚中草药有海藻、昆布、山慈姑、天葵子、贝母、半夏等。

（五）走窜搜络

走窜搜络法源于叶天士的"久病入络"说。他认为久病入络的特殊症状表现为癥积有形，著而不移，久而作痛，并提出了治疗络病的大法。他说："通络大法，每取虫蚁迅速飞走诸灵。"他的这一学说对肿瘤病的中医药治疗产生了巨大而深刻的影响。常用药有蜈蚣、全蝎、天龙、麝香、牛黄、斑蝥等。

二、增强抗病力

包括两个方面内容：一是补益正气，二是调和脏腑功能。正气内虚，脏腑功能失调，是癌病发生的内在原因。

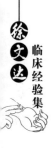

正气亏虚,则不能有效抗邪,客邪流连,气血为之壅滞,久而积聚成为肿块。所以,本病属本虚标实,病机错综复杂。徐老在治疗时始终强调扶正祛邪兼顾,辨其阴、阳、气、血之虚,何脏何腑功能失常,然后有的放矢,补其不足,调其升降出入。气虚者,则用黄芪、党参、白术、仙鹤草、灵芝等;血虚者,则用当归、熟地、首乌、阿胶等;阴虚者,则用沙参、麦冬、黄精之属;阳虚者,则用苁蓉、菟丝、补骨脂、巴戟天等;脾气不升者,则用补中益气汤加减,升清举陷;脾虚而泄泻者,用参苓白术散加葛根,升清止泻;胃气不降者,则用橘皮竹茹汤加半夏,和胃降逆;肺气失宣则用桔梗、麻黄等以宣肺气;肺气不降,则用桑白皮、杏仁、苏子、枇杷叶、枳壳等以降肺气;肝失疏泄,则用柴胡、佛手、香橼、苏梗等疏肝,以令其条达;肾气不固,则用芋肉、桑螵蛸、金樱子、覆盆子等,以成其固摄之功;腑气不通,则用槟榔、大黄等通秘启滞。

三、辨证论治

从严格意义上说,抗癌毒和增强抗病力的治法就是损有余、补不足的治疗大法,也属于辨证论治。此处再提辨证论治是因为不同脏腑的癌病,会表现出不同的证候群。如脑瘤,常见头痛头晕、视物不清、舌强语塞、肢麻震颤等风痰阻络之候,所以,用抗癌毒和增强抗病力之法治疗脑瘤的同时,会根据患者的临床表现,加用熄风、化痰、通窍等法。又如肺癌,常见咳嗽、咯痰黏稠、痰中带血、胸闷气憋等痰热蕴肺之象，所以，在治疗肺癌时，用抗癌毒和增强抗病力之法的同时，加用行气祛痰、清热等法。还有如肝癌，常见肋痛、身目发黄、小便黄赤、苔腻等湿热蕴结之象或腹大胀满如囊裹水、便溏肢肿、小便不利等脾虚湿困水停之证，所以，在治肝癌时，会根据病情加用清热利湿、健脾行水等法。凡此种种，不一一列举。此外，如患者除癌病之外还兼有他病，此时，还应考虑其他病的轻重缓急，进行辨证论治。如遇妇人月经淋漓不尽，还当加用调经止血之药；如遇患者外感新发，则当加祛邪解表之药；如遇患者心事沉重、抑郁寡欢，则当言语开导再加解郁舒心之药；如遇患者有宿疾深重，也当根据辨证，长期兼顾。

以下简介一下抗癌六味。抗癌六味由仙鹤草、米仁、灵芝、半枝莲、蛇舌草、白英组成。

仙鹤草，苦、辛、平，健胃、止血，民间治脱力劳伤，为强壮性收敛之止血药。湖南科学技术出版社出版的《抗癌中药》记载该药有良好的抗癌止痛作用。

米仁，甘、淡、凉，有健脾、补肺、清热、利湿作用。《外科大成》记载："米仁、元胡各 15 克，黄酒二盅，煎一盅，空心服，治疗乳房癌。"

灵芝，甘、平，治虚劳、咳喘、失眠、消化不良等，为传统保健良药，现代对它的研究很多，破壁灵芝孢子粉已广泛用于癌症病人。

半枝莲，辛、平，清热、解毒、散瘀、定痛、止血，治吐

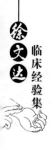

血、衄血、血淋、黄疸、咽痛、瘰疬、疮毒、癌肿等。《常用中草药手册》载："清热解毒,治癌见到改善症状的效果。"

蛇舌草,苦、甘、寒,清热、利湿、解毒。《广西中草药志》载："治小儿疳积、毒蛇咬伤、癌肿。"

白英也称白毛藤,甘、苦、寒,清热、利湿、祛风、解毒,治疟疾、黄疸、水肿、淋病、风湿关节痛、丹毒、疔疮。《全国中草药汇编》记载用白英治疗肺癌、声带癌等。

上述六种药品,性味平和,现代药理研究,都有不同程度的抗肿瘤作用。灵芝、米仁、仙鹤草具有扶正补益之功;半枝莲、蛇舌草、白英具有清热解毒、祛邪消肿之力。徐老喜用这些无毒的植物药,少用有毒峻猛的动物药,以免伤及元气,正如清代医家程国彭在《医学心悟》中所言:"病若去时元气伤,似此何劳君算计。"临床中根据具体疾患的症候特点,灵活运用抗癌六味治疗各种癌病,疗效确切。

现摘录徐老治疗癌症的病案数则,以明其处方用药之特点。

【病例一】 食道癌

伏某,男,62岁,家住孔浦。

【初诊】 2002年6月7日。

【病史】 2002年3月3日,钡餐造影及B超均提示食道癌,原有陈旧性肺结核、肺气肿。3月7日,在宁波某大医院行食道癌根除术,临床病理分期已属Ⅲ期。术后因出现反复剧烈呕吐而又住院,诊断为食道癌术后反流性食道炎,后因疗效不佳而主动要求出院。2002 年 6 月 7 日前来求诊,来时精神委顿,呕吐不止,不食时吐痰浊,大便少,口干舌燥,舌苔黄中剥,脉细缓。

【辨证】 癌毒内伏,胃火伤阴。

【治法】 扶正抗癌,清火止呕,养阴和胃。

【处方】 灵芝 30 克　半枝莲 30 克　白花蛇舌草 30 克
　　　　　米仁 30 克　　仙鹤草 30 克　　白英 30 克
　　　　　姜半夏 15 克　干姜 3 克　　　川连 10 克
　　　　　黄芩 12 克　　党参 15 克　　　生甘草 5 克
　　　　　南沙参 15 克　北沙参 15 克　　麦冬 12 克

【二诊】 上方服 3 帖,呕吐减轻,纳差。效不更方,予原方加炒谷麦芽。

【三诊】 再服 7 帖,呕吐止,但仍少食便溏,此属脾虚。于是,上方再加黄芪、炒白术、葛根。如此调理数月,诸症悉除,康复如常。2002 年 9 月 13 日 CT 复查,食道癌术后改变,两肺肺大泡。此后间歇中药调理,随访至 2011 年仍康健。

【按语】 食道癌,中医属"噎膈"范畴,与脾胃关系密切,脾主升清,胃主降浊。此例病案属痞热交阻于中,当升不升,当降不降,以致反胃重症。用抗癌六味扶正抗癌,合半夏泻心汤升清降浊、消痞散结,药症合拍,故有良效。

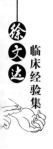

【病例二】 口腔癌（晚期）

龚某,女,75岁,原上海纺织厂退休。

【初诊】 2008年7月2日。

【病史】 2008年2月,上海第九医院确诊为口腔上皮淋巴细胞癌。因年老及肿瘤所在位置不宜手术,诊为不治,只能存活半年左右。于是患者寻求中医药治疗,以期延长寿命。2008年7月2日前来求诊,时见口腔左颊部肿胀,局部有溃疡白点,牙龈肿胀有白色黏液,疼痛时作,伴潮热、心悸、纳差,舌暗红苔腻,脉弦数,舌下静脉曲张,色紫暗。

【辨证】 热毒亢盛,气血壅滞。

【治法】 扶正抗癌,清热化瘀。

【处方】 （1）仙鹤草30克　米仁30克　蛇舌草30克
　　　　　半枝莲30克　白英30克　北沙参15克
　　　　　南沙参15克　玄参15克　麦冬12克
　　　　　桔梗6克　　生甘草5克　菊花10克
　　　　　地丁草15克　银花15克　桑白皮15克
　　　　　黄芩10克

（2）西黄丸,每服3克,1日2次。

（3）西洋参每日4克,开水泡当茶饮。

（4）破壁灵芝孢子粉,每服1克,1日2次。

【二诊】 上方服用10帖,疼痛略有减轻,肿疡依旧,纳差,舌脉如前。药有小效,故以原方加竹叶、川连、半夏、鸡内金、炒谷麦芽,仙鹤草用至80克（煎汤代水）。后随症加减,曾用生军通腑,黄芪、党参、白术、当归、黄精等补益气血,川楝子、元胡、没药等止痛,并间歇服用蟾酥以增强抗癌解毒止痛之力。患者服中药一年半余,于2010年1月过世。

【按语】 此例晚期癌症,邪毒亢盛,病属不治,姑且医之,以尽医者仁慈救济之心。综观全方,总不离扶正祛邪二法,使正气有所扶持,邪气有所抑挫,徐徐建功,以期患者延长生命。正如张景岳所言:"凡积聚之治,如经之云者,亦既尽矣。然欲总其要,不过四法,曰攻,曰消,曰散,曰补,四者而已。"攻、消、散属祛邪之法,补属扶正之法。徐老用仙鹤草80克煎汤代水,取法于宁波传统医学博士常敏毅先生的仙鹤六味汤,临床用于癌症疼痛患者有一定止痛作用。

【病例三】 肺癌

史某,女,75岁,家住鄞州下应。

【初诊】 2010年6月15日。

【病史】 CT检查提示左肺癌,2010年6月5日在上海某医院做伽马刀治疗,未行化疗。6月15日前来寻求中药治疗。当时咳嗽较频,咯痰不多,色白而黏,胸闷,心悸,腰酸,体胖,舌质淡苔薄腻,脉结代。

【辨证】 痰浊内伏,肺失清肃。

【治法】 扶正抗癌,清肺化痰,佐以活血化瘀。

【处方】 灵芝30克　　半枝莲30克　　蛇舌草30克

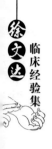

米仁 30 克	仙鹤草 30 克	白英 30 克
地骨皮 15 克	桑白皮 15 克	降香 10 克
丹参 30 克	制半夏 10 克	浙贝 15 克
百合 15 克	柏子仁 15 克	淮小麦 30 克

【二诊】 上方服用 7 帖后，咳嗽略有减轻，胸闷心悸好转，咯痰依旧，口苦，舌脉如前。时值夏令，暑湿为患，于是原方加藿香、佩兰、蒲公英。

【三诊】 7 月 14 日，咳嗽咯痰明显好转，胸闷心悸消失，唯大便溏薄，此属脾湿。予原方加葛根、茯苓。后随症加减服药不辍，随访至 2011 年尚在治疗中，体健如初，未见复发与转移。

【按语】 中医治病，重在辨证施治。此例属老年痰湿体质，痰瘀互结，气机不畅。上方用抗癌六味扶正抗癌，泻白散加半夏、象贝清肺化痰，降香、丹参活血化瘀，丝丝入扣，故能见效。

【病例四】 胃癌

王某，女，43 岁，家住海曙区。

【初诊】 2009 年 7 月 23 日。

【病史】 2009 年 5 月 27 日胃镜提示弥漫浸润型进展期胃癌，病理分型为腺癌。CT 示后腹膜淋巴结肿大。2009 年 6 月 8 日在浙江省肿瘤医院行全胃切除，肿瘤大小约 8cm×5cm×2cm，弥漫浸润胃壁及浆膜层，术后化疗 6 个疗程。2009 年 7 月 23 日前来求诊，来时精神委软，纳食不振，夜寐不安，时有呕吐，体温 38.4℃，舌苔白腻，脉细数。

【辨证】 正气虚弱，余邪未清，脾胃升降失常。

【治法】 扶正抗癌，调和脾胃。

【处方】
灵芝 30 克	米仁 30 克	仙鹤草 30 克
半枝莲 30 克	蛇舌草 30 克	白英 30 克
姜半夏 10 克	干姜 3 克	川连 5 克
黄芩 15 克	党参 15 克	生甘草 5 克
竹茹 12 克	银花 20 克	柴胡 12 克
青蒿 12 克	郁金 15 克	

【二诊】 7 月 29 日复诊，体温降至 37.2℃，呕吐止，纳少，多梦，眠差，精神软，口舌干燥，舌偏红，脉细数。此乃邪气得挫，气阴两伤。于是处方调整为：

米仁 30 克	仙鹤草 30 克	蛇舌草 30 克
半枝莲 30 克	白英 30 克	姜半夏 10 克
谷麦芽（各）15 克	芦根 30 克	夜交藤 30 克
合欢皮 15 克	黄芩 10 克	生甘草 5 克
银花 20 克	南沙参 15 克	北沙参 15 克

另：破壁灵芝孢子粉每日 4 克，分 2 次吞服。

【三诊】 后根据病情加减出入调理三个月，诸症悉除。10 月 20 日复诊，已无不适。因病属中晚期，恐其复发，故又加用西黄丸，早晚各 1 支。半年后 CT 复查，肿大淋巴结消失。随访至 2011 年已参加工作多时，一切良好。

【按语】 此例病案，病情较晚，虽经手术、化疗，但唯

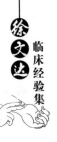

恐死灰复燃，故及时加用西黄丸以增强抗癌消肿之力。西黄丸由麝香、牛黄、乳香、没药四药组成，其中麝香芳香走窜，能开通关窍、活血消肿，为抗癌良药。徐老每遇癌肿患者，正气尚盛，癌毒深重难拔者就加用西黄丸，益效良多。另外，此例患者初诊时体温38.4℃，这是癌性发热，中医多从少阳论治，徐老常用柴胡、青蒿等药透邪外出，疗效良好。

【病例五】 卵巢癌

余某，女，38岁，家住宁波海曙区桃源街。

【初诊】 2004年5月16日。

【病史】 2004年4月11日，因患卵巢癌，行双侧卵巢及子宫全切，术后化疗6个疗程。2004年5月16日来诊，来时血常规白细胞计数1300，秃发，面色不华，纳差，呕吐，胸闷，心悸，易醒，手足麻木，苔薄白舌质淡白，脉细弱。

【辨证】 气血两虚，余邪未尽。

【治法】 补益气血，抗癌解毒。

【处方】

灵芝30克	米仁30克	仙鹤草30克
半枝莲30克	蛇舌草30克	白英30克
生黄芪30克	当归15克	炒谷芽15克
炒麦芽15克	淮小麦30克	丹参30克
降香10克	首乌15克	旱莲草15克

【二诊】 上方服用14帖。6月2日复诊，血常规白

细胞计数 3000,上述诸症好转,于是原方加黄精、玉竹,再服。

【三诊】 6 月 10 日头发出,胸闷心悸愈。如此调理 4 年多,康复如初,随访至 2011 年一切良好。

【按语】 此病例,主要为化疗引起的一系列毒副作用,经中医药治疗得到快速缓解。化疗的毒副作用常见有秃发、呕吐、纳差、困乏、腹泻、失眠、心悸、血常规白计下降等,中医认为此属脾胃功能失常,气血两伤。一般多采用健脾和胃、补益气血之法。徐老常加用党参、黄芪、白术、陈皮、半夏、米仁、淮山、黄精、玉竹、首乌等药。

【病例六】 胃癌

施某,男,48 岁,家住上海江浦路。

【初诊】 1995 年 9 月 12 日。

【病史】 1995 年 7 月 11 日,患者在上海某大医院行胃癌手术,术后化疗两个疗程,因反应剧烈而停止化疗。1995 年 9 月 8 日出院在家休养。1995 年 9 月 12 日,徐老应邀赴上海出诊。时见患者体虚乏力,呕吐不食,大便干结,口干舌燥,失眠心烦,舌质红,苔薄腻,脉弦数。

【辨证】 毒邪内伏,脾胃失调,胃阴亏损。

【治法】 扶正抗癌,调和脾胃,养阴增液。

【处方】

灵芝 30 克	米仁 30 克	仙鹤草 30 克
半枝莲 30 克	蛇舌草 30 克	白英 30 克
南沙参 15 克	北沙参 15 克	麦冬 15 克

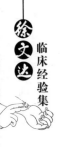

玄参 15 克　　　石斛 12 克　　　炒谷芽 15 克
炒麦芽 15 克　　火麻仁 10 克　　珍珠母 30 克
另西洋参 3 克,每日泡茶饮服。

【二诊】 后每周出诊一次,用上方随症加减治疗 6 个月,体症全部消失,复查未见转移和复发。随访至 2010 年仍健在,已达十五年之久,一切正常。

【按语】 此案患者化疗后毒副作用明显,但与上例临床表现略有不同。上例辨证为脾胃失调,气血两虚,用补益气血之药。而此例辨证为脾胃失调,胃阴亏损,所以用调和脾胃、养阴增液之品。殊途而同功,最终两患者都得以康健如初。中医治病,贵在辨证,也难在辨证。只有辨证准确,用药精确,才能效如桴鼓。若不知辨证,妄从某某药能治放化疗毒副作用而一概用之,往往会弄巧成拙,事与愿违。

【病例七】 胃癌转移伴粘连

周某,男,64 岁。

【初诊】 1980 年 12 月 15 日。

【病史】 1980 年在香港确诊胃癌后回乡休养,同年 9 月 29 日行胃空肠吻合术,术后诊断为胃癌转移伴粘连。同年 12 月 15 日来诊,症见面色苍白,全身浮肿,形体消瘦,神疲乏力,纳少腹胀,舌淡少苔,脉虚浮无力。血检:血色素 4.5 克,白细胞 7600,中性:70%。

【辨证】 脾阳亏虚,水湿潴留。

【治法】 健脾益气,利水消肿。

【处方】 当归 10 克　　炒白芍 10 克　　陈皮 10 克

　　　　 姜半夏 10 克　　焦白术 12 克　　党参 15 克

　　　　 茯苓 15 克　　　炙甘草 5 克　　　瘪竹 6 克

　　　　 蒲种壳 6 克　　生黄芪 24 克　　米仁 30 克

【二诊】 10 帖后全身仍高度浮肿,气促难以平卧,少言乏力。此属本虚标实之证,当急治其标。拟五苓散合五皮饮加减:猪苓、茯苓、泽泻、白术、陈皮、大腹皮各 10 克,桂枝、桔梗各 5 克,姜皮 3 克,桑白皮、苏子、葶苈子各 15 克。

【三诊】 5 帖后浮肿稍退,气促渐平,小便数,大便少,舌淡苔薄,脉虚细。再拟防己黄芪汤加减:防己、白术、大腹皮、陈皮各 10 克,炙甘草 6 克,茯苓 15 克,米仁 30 克,淮山药、黄芪各 24 克,大枣 5 枚。

【四诊】 上方出入一月余,病趋稳定,肿渐退。45 天后又觉腰酸乏力,两足浮肿,小便少,舌淡,脉虚数。拟温肾健脾,利水消肿。用真武汤加减:焦白术、淡附片、炒白芍各 10 克,茯苓、党参、桑寄生、丹参各 15 克,黄芪 24 克,五味子、陈皮各 6 克,生姜 3 克。

【五诊】 30 帖后足肿渐消,面色苍白,自汗怕冷,手足不温。再拟健脾益气,升提清阳。用补中益气汤加减:生黄芪、茯苓皮、淮山药各 30 克,焦白术、陈皮、丹参、当归各 10 克,党参、川断、桑寄生、制玉竹各 15 克,升麻、柴胡各 6 克,炙甘草 5 克。

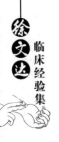

【六诊】 连服三个月，下肢肿退。五个月后，患者能行走来院，精神尚好，动则乏力，继用归芍六君子汤合补中益气汤加减善后。共服药九个月，精神良好，胃纳正常，起居已能自理。一年后胃肠造影示：胃大弯侧造瘘通过良好，胃体柔软，未见肿块阴影等病变存在。血检：白细胞7400，血色素8.6克。随访至1986年11月，未见病情复发和恶化。

【按语】 本病多因气滞血瘀，痰瘀凝结，火毒内蕴及脏腑功能失调所致。本例以脾虚失运，水湿潴留为主，兼有中气下陷，命门火衰，病情迁延，正虚邪实。患者又经术后，气血两虚更甚，脾胃为气血生化之源，故治疗以补气养血、健脾和胃为主，佐以解毒消肿为原则，先后用归芍六君、补中益气、防己黄芪及真武汤等，扶正以祛邪，增强体质，控制和消除肿瘤，从而使患者渐趋康复。

（张海斌、郑惠虹、柳鸿志整理）

咳　嗽

　　肺为清虚之脏，上通鼻窍，外合皮毛，是人体抵御外邪侵袭的重要关口。寒温失调，起居不慎，肺易受外邪侵犯而发为咳嗽，故肺又有"娇脏"之称。《内经》云"五脏六腑皆令人咳"，指的是其他脏腑的病情影响到肺而致咳嗽，但临床以外感咳嗽多见，病位主要在肺。如外感之邪不得及时解散，迁延日久又可转为内伤咳嗽。于是，肺胃之津液不得正常输布，留滞于肺而化为痰浊，痰浊蕴肺则肺之宣肃功能为之失常，成为咳嗽源源不断之根。久病咳嗽不已，肺之气阴两伤，脾肾俱损，就会变为虚劳之症。正如《医宗金鉴》所言："胃浊脾湿嗽痰本，肺失清肃咳因生，风寒火郁燥痰饮，积热虚寒久成劳。"

　　徐老擅治咳嗽。他认为临床辨治应遵循两条原则：一、新感咳嗽多为表证，重在辨寒热，以祛邪利肺为先。二、久伤咳嗽多为里证，重在辨虚实，以化痰益肺为主。咳嗽之病，治之贵在早，辨清寒热之邪，及时解散，则肺气宣畅而咳嗽自止。否则滥用补益敛涩之药，必将导致邪气流连不解，变生他病。咳嗽既久，则痰浊中生，或胃浊不归正化而变为痰涎，或肺火蕴结炼津为痰，或脾虚失运气不化津聚湿为痰，或肺肾阴伤虚火灼津为痰。故治之法重在化痰，痰除则邪无所依附而自去。然久病咳嗽，病

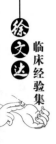

情往往虚实相兼。特别是老年人咳嗽，更以虚证为主，治之难以速愈，当以虚实兼顾，循因而治，更加病者能坚持养护，方可图根治。

徐老治咳嗽临床用方较多，但条理清晰，有的放矢，出入有据。如伤风咳嗽声重，伴鼻塞、喷嚏、流清涕，舌淡苔薄白，脉浮，此为风邪侵袭肺窍，徐老用苍耳子散加减治之；如咽痒咳嗽无痰，遇风寒则咳剧，舌淡，脉浮，此为风寒侵袭皮毛，营卫失调，用止嗽散加减治之；如恶寒无汗，咳嗽痰多，苔薄腻，脉浮滑，此为风寒束表内蕴痰浊，用香苏温胆汤加减治之；如重症外寒内饮无热者，则用小青龙汤治之；如恶寒发热有汗，咽痛，口干，咳嗽痰黄，舌边尖红，脉浮数，此为风热犯肺，用桑菊饮加减治之；如秋季咳嗽少痰，伴见鼻干、口干、咽干，舌红少津，脉弦细，此为风燥伤肺，用桑杏汤加减治之；如重症燥热伤津，则用清燥救肺汤治之；如感冒中后期，发热已愈或发热，症见咽痒咳嗽，痰黏色黄，咯吐不畅，口干，或见大便干结，舌红苔黄，脉数，此为外邪入里化火伤肺，用自拟肺火咳嗽方加减治之；如感冒后期，发热已愈，症见咽痒咳嗽，痰多色黄，口干，苔白腻，此为痰热咳嗽，用杏贝温胆汤加减治之；如有咳嗽反复发作史，今见胸闷气喘，咳痰厚浊量多，痰出后咳暂平，口不干，苔白腻，脉弦滑，此为痰湿蕴肺，用自拟六子汤加减治之；如感冒咳嗽后期，咳嗽偶见，痰稀色白，伴见纳差、乏力等证，舌质淡嫩，脉细弱，此为脾肺气虚，用六君子汤加减治之；如感冒咳嗽后期，咳嗽少痰,口干咽燥,潮热盗汗,五心烦热,舌红,脉细数,此为肺阴亏耗,虚火为患,用自拟百合补肺汤加减治之;如咳嗽时作,痰黏量少,口干咽燥,潮热盗汗,腰膝酸软,舌红苔少,脉细,此为肺肾阴虚,用参麦六味汤加减治之;如咳嗽日久,痰似泡沫,短气息促,动则尤甚,腰酸腿软,形寒肢冷,面青唇紫,舌淡苔白滑,脉沉,此为肾阳虚衰,用金匮肾气丸加减治之。

以下摘录徐老治疗咳嗽的典型病例,以明其处方用药之特点。

【病例一】

李某,女,42岁。

【初诊】 2010年3月15日。

【病史】 患者一周前受凉后出现流清涕、打喷嚏、畏寒等症。四天前开始咳嗽,有少量浓痰,轻微咽痛,口不干,无汗,苔薄白质淡红,脉弦细。

【辨证】 风邪侵袭肺窍,里渐化热。

【治法】 祛风通窍,清热化痰。

【处方】 苍耳子10克　辛夷10克　　白芷6克
　　　　　薄荷6克　　防风10克　　前胡10克
　　　　　浙贝12克　　桑白皮15克　黄芩10克
　　　　　桔梗6克

【按语】 鼻为肺窍,寒温不调则风邪客之,流涕、喷嚏时作。此例用苍耳子散加味祛风通窍,服用7帖后,各种

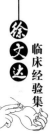

症状消失而痊愈。

【病例二】

王某,女,56 岁。

【初诊】 2010 年 2 月 22 日。

【病史】 患者三天前受凉之后,出现咽痒咳嗽,无痰,碰到冷水或吹风后咳嗽加重,咳时较剧烈,苔薄白质淡红,脉浮细。

【辨证】 风寒袭肺。

【治法】 祛风解表,宣肺止咳。

【处方】

荆芥 10 克	桔梗 6 克	生甘草 5 克
前胡 10 克	陈皮 10 克	百部 10 克
紫菀 10 克	杏仁 10 克	象贝 12 克
枇杷叶 10 克		

【按语】 腠理疏松,卫表不固,则风寒之邪易侵袭为患。此例用止嗽散加味宣肺止咳,服用一周,咳嗽尽除。病已当用玉屏风散固表实卫。

【病例三】

邵某,男,72 岁。

【初诊】 2009 年 12 月 28 日。

【病史】 患者平时多痰喜咳,三天前受寒后,咳嗽加剧。恶寒无汗,今痰色稍变黄,口不干,咽不痛,稍有气急,苔白腻,舌质偏暗红,脉浮滑。

【辨证】　风寒束表,内蕴痰浊。

【治法】　祛风散寒,化痰止咳。

【处方】　苏叶 10 克　　香附 10 克　　竹茹 10 克

枳壳 10 克　　制半夏 12 克　陈皮 10 克

茯苓 15 克　　生甘草 5 克　　苏子 10 克

桑白皮 15 克　杏仁 10 克　　浙贝 12 克

【按语】　年高之人,常有痰饮内伏之患,外感风寒则成外寒内饮之证。此例用香苏温胆汤加味散寒化饮,服用一周后咳嗽大减,已无恶寒、气急,但仍有痰吐。后徐老改用六君子汤加味善后而愈。香苏温胆汤尚可用于感冒后期余邪未尽、热象不明显者。

【病例四】

张某,男,6 岁。

【初诊】　2010 年 4 月 12 日。

【病史】　患者昨日玩耍汗出后脱衣受凉,昨夜出现低热。今见咳嗽痰黏不畅,咽痛,体温 38℃,鼻塞,流浊涕,唇鲜红,苔薄白,舌边尖红,脉浮数。

【辨证】　风热犯肺。

【治法】　祛风散热,理肺止咳。

【处方】　桑叶 8 克　　菊花 8 克　　桔梗 5 克

生甘草 3 克　杏仁 7 克　　芦根 20 克

连翘 7 克　　薄荷 5 克(后下)蝉衣 4 克

辛夷 6 克　　浙贝 8 克　　　金银花 10 克

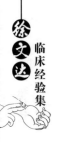

三叶青 8 克

【按语】 少儿为纯阳之体,感触外邪多从热化。此例用桑菊饮加味解表清热,服用五天后,诸症皆愈。

【病例五】

张某,男,45 岁。

【初诊】 2011 年 8 月 29 日。

【病史】 患者平素体弱多病,五天前开始咳嗽,自服一些止咳嗽药无效。就诊时见咽痒,咳嗽,痰少质黏,伴见两鼻干燥、口干、咽干痛,苔薄质干少津,脉细数。

【辨证】 风燥伤肺。

【治法】 疏风清肺,润燥止咳。

【处方】 桑叶 12 克　　杏仁 10 克　　浙贝 12 克

焦山栀 10 克　　豆豉 10 克　　南沙参 15 克

北沙参 15 克　　梨皮 1 只　　桔梗 6 克

生甘草 5 克

【按语】 临床风燥伤肺之证多见于体弱阴亏之人,病轻浅者用桑杏汤轻宣即已,病深重者当用清燥救肺汤。此例用桑杏汤加味疏风润肺,服用一周后咳嗽愈。嘱服参麦六味丸以善后。

【病例六】

徐某,男,28 岁。

【初诊】 2011 年 6 月 6 日。

【**病史**】　患者一周前感冒发热，体温 38.7℃，伴见咽痛、头痛等症，在西医处挂点滴三天（具体不详）。今发热已退，见咳嗽时作，痰声重浊，色黄质浓，伴见口干、咽干痒、多汗，苔薄黄，舌质红，脉滑数。

【**辨证**】　肺火咳嗽。

【**治法**】　清肺止咳。

【**处方**】　玄参 12 克　　麦冬 12 克　　桔梗 6 克
　　　　　　生甘草 5 克　　桑白皮 15 克　杏仁 10 克
　　　　　　黄芩 10 克　　三叶青 15 克　瓜蒌仁 15 克
　　　　　　浙贝 15 克

【**按语**】　外感风热常致余邪入里，而见肺热痰黄之病。徐老总结多年临床经验，创制肺火咳嗽方（玄参、麦冬、桔梗、甘草、桑白皮、杏仁、黄芩、三叶青、瓜蒌仁），治愈咳嗽者无数。此例徐老用自拟肺火咳嗽方加浙贝清肺化痰，患者服用一周后，咳嗽痊愈。

【病例七】

包某，男，56 岁。

【**初诊**】　2011 年 3 月 28 日。

【**病史**】　患者有吸烟史三十年，平时喜食肥甘之品。半月前感冒发热，服西药后好转，然咳嗽至今未愈。刻见咳嗽，痰多色白浓稠，口干而不喜饮，咽痒稍干，苔白腻质偏暗红，脉滑。

【**辨证**】　痰热蕴肺。

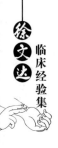

【治法】 化痰清肺止咳。

【处方】
杏仁 10 克	浙贝 15 克	竹茹 12 克
枳壳 10 克	制半夏 12 克	陈皮 10 克
茯苓 15 克	生甘草 5 克	桔梗 6 克
桑白皮 15 克	黄芩 10 克	

【按语】 嗜烟者大多有痰火内蕴之候,一有感邪则咳嗽不已。此例用杏贝温胆汤加味化痰清肺,治疗两周后,咳嗽大减。然后用六君子汤加减善后,并嘱其戒烟,少食肥甘之品。

【病例八】

陆某,男,75 岁。

【初诊】 2011 年 3 月 14 日。

【病史】 患者自诉患慢性支气管炎十年。一周前受凉后开始咳嗽,痰多质稠,痰出后咳嗽暂平,伴见胸闷气喘,上楼时加重,苔薄腻质红润,脉滑。

【辨证】 痰浊蕴肺,肺气上逆。

【治法】 化痰止咳,降气平喘。

【处方】
苏子 10 克	白芥子 10 克	莱菔子 15 克
葶苈子 10 克	冬瓜子 10	车前子 15 克
竹茹 10 克	枳壳 10 克	制半夏 10 克
陈皮 10 克	茯苓 12 克	生甘草 5 克

【按语】 肺主宣肃,轻则宣肃不利而为咳,重则肃降无权而上逆为喘。此例徐老用自拟六子汤合温胆汤化痰

降气平喘,患者服用两周后咳喘皆平,然后用六君子汤加减善后。

【病例九】

王某,男,4岁。

【初诊】 2011年4月18日。

【病史】 患儿平时体弱易感冒。一周前感冒咳嗽,挂点滴治疗五天(具体不详)。今见咳嗽轻微,神疲乏力,纳呆,大便溏量少,苔薄白质淡嫩,脉细弱。

【辨证】 脾肺气虚。

【治法】 健脾益肺。

【处方】

太子参8克	焦白术5克	茯苓7克
生甘草3克	陈皮5克	制半夏5克
浙贝7克	六神曲7克	

【按语】 小儿咳嗽,久病多归脾胃,虚则属脾,实则属胃,虚用健脾化痰可愈,实用和胃消积化痰可治。此例用六君子汤加味健脾化痰,服用一周后咳愈,纳增。原方加黄精、玉竹各5克善后。

【病例十】

陈某,女,52岁。

【初诊】 2012年1月9日。

【病史】 一月前患感冒,后感冒渐愈而咳嗽不止,痰少质稠,并见五心烦热,潮热少寐,入夜咽干口燥,苔薄质

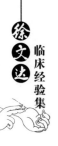

红,脉细数。

【辨证】 肺阴亏虚。

【治法】 滋阴润肺,化痰止咳。

【处方】 百合 15 克 百部 10 克 海蛤壳 30 克(先煎)
海浮石 30 克(先煎) 玄参 15 克 麦冬 15 克
杏仁 10 克 桑白皮 15 克 生甘草 5 克
川贝粉 3 克(吞服)

【按语】 阴虚燥咳多见肺痨之病。徐老常用自拟百
合补肺汤(百合、百部、海蛤壳、海浮石、玄参、麦冬、杏仁、
桑白皮、甘草)治肺结核痨嗽。此例为感冒后期肺阴耗伤
而致燥咳,徐老也用百合补肺汤加川贝治之。患者服用
两周后,诸症好转,于是去川贝加太子参 20 克,再服 7 剂
而愈。

【病例十一】

顾某,男,70 岁。

【初诊】 2012 年 3 月 12 日。

【病史】 患者有长期吸烟史。半月前在无明显诱因
下,出现咳嗽,刻下咳嗽时作,无痰或见少量黏痰,口干咽
燥,不甚渴饮,夜间有潮热汗出,腰膝酸软,每晚需小便
三四次,舌红少津,脉细。

【辨证】 肺肾阴虚。

【治法】 滋肾润肺。

【处方】 南沙参 10 克 北沙参 15 克 熟地 30 克

芋肉 15 克	麦冬 12 克	淮山药 30 克
茯苓 15 克	丹皮 10 克	泽泻 10 克
川贝 6 克		

【按语】 金水相生,年老肾精已亏,金水不能相生互济,虚火灼津为痰,故咳嗽不止。此例用参麦六味汤加味滋肾润肺,治疗一月,诸症悉除,患者自觉体健身轻。

【病例十二】

邬某,男,68 岁。

【初诊】 2011 年 1 月 3 日。

【病史】 患者自诉有老慢支肺气肿多年。一周前受凉后,咳喘加重,痰多泡沫状色白,动则喘急,不喜平卧,喜暖恶寒,腰膝酸冷,小便清长,双脚轻度浮肿,苔白滑,脉沉细。

【辨证】 肾阳虚衰,肺气上逆。

【治法】 温肾纳气。

【处方】
附片 6 克	肉桂 2 克	熟地 30 克
芋肉 15 克	淮山药 30 克	茯苓 15 克
丹皮 10 克	泽泻 10 克	五味子 6 克
紫苑 10 克	款冬花 10 克	

【按语】 五脏为病,久必及肾。肾阳既衰,则水津不归正化而为痰涎,气不能归纳于肾而上逆。此例用金匮肾气汤加味温肾纳气,治疗半月后,咳喘明显好转。

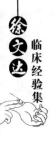

　　纵观徐老治咳之处方用药，寒热虚实，一目了然。大凡病在表药不宜静，静则流连不解；病在里药不宜动，动则虚火不宁。然又非执一，如病在表，形病俱虚者，不可专予发散，而当补益之药为主佐以发散；如病在里，命门火衰者，又当引火归元，附桂等药在所必用。

（张海斌、何海勇整理）

肺心病

慢性肺源性心脏病,简称肺心病。多因肺、胸或肺动脉的慢性病变,引起肺循环阻力增高,造成右心室肥大,多数患者伴有肺气肿,严重者出现右心衰竭及呼吸衰竭。我国的肺心病大多因慢性支气管炎伴发弥漫性阻塞性肺气肿及重症肺结核、支扩、支气管哮喘等发展而成。

祖国传统医学认为本病属于咳嗽、痰饮、哮喘、水肿、心悸、虚劳等范畴。徐老运用中医辨证施治的原则,临床上收到较好效果。今特整理出几例医案,介绍于下。

【病例一】 痰饮挟热案

李某,女,65 岁。

【病史】 患慢性支气管炎已二十余年,每到秋冬季节,咳喘频发。近五年来发作加剧,并有心悸、气短、喘促,稍劳则甚,以及浮肿、口唇发紫等症。时值深秋,两周前受冷,症见咳嗽痰多、色黄白相兼,身热恶寒,稍有头痛,喘不得卧,面部轻度浮肿,口干不欲饮,心悸,口唇发绀,溲短,大便干,舌苔薄白兼黄,脉象弦紧。

检查:神志清,烦躁,呼吸短促,咽红,扁桃体不大,颈静脉轻度怒张,胸呈桶状,肺下界下降至第十二肋间,两肺散在湿罗音及哮鸣音。心界扩大,心音减弱,心率 115

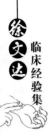

次／分。腹软,肝大肋下 2cm,脾未及,两下肢浮肿,手指末端呈杵状,且伴紫绀。

【辨证】 风寒外束,痰饮内伏,郁而化热,伴气滞血瘀。

【治法】 解表化饮,佐以清热化瘀。

【处方】 小青龙汤加生石膏、芦根、大力子、丹参。

【二诊】 药后表证解,咳喘瘥,胸膈痰热未净,见咽干口燥,胸闷心悸,大便干,舌质红,苔薄黄,脉滑数。证属痰热内蕴,久咳伤津,肺阴亦亏。治以清肺化痰,佐以养阴。方用清肺化痰汤加减。全瓜蒌、桑白皮、黄芩、葶苈子、南北沙参、麦冬、芦根、杏仁、丹参、浙贝、甘草。

【三诊】 咳喘平,痰顺,紫绀退,心悸、气短、乏力,动则尤甚。舌红,苔薄白,脉细弱。证属肺肾气虚。治以益气补肺,补肾纳气,从根本图治。方用七味都气汤加南北沙参、百合、丹参、参蛤散。加减调理月余,咳喘平,诸症愈,体质转健。

【病例二】 风寒痰饮案

董某,男,48岁,农民。

【病史】 患者咳喘已二十余年,在某医院诊为支气管哮喘,肺气肿,肺心病。近又外感风寒,诱发伏饮,发热恶寒,咳嗽哮喘不得卧,端坐以手相支,喉中痰声辘辘,面目浮肿,汗出齐颈,胸闷痞塞,张口抬肩,呼吸困难,口唇发绀,二便调,舌质淡紫,苔白滑,脉象浮紧。

【辨证】 喘哮气急，原由寒入肺俞、痰凝肺络而始。反复发作，耗气伤阴，肺虚及肾，胃虚累脾。脾为生痰之源，肺为贮痰之器。痰湿阻滞，气机不畅，复又外感风寒，肺失宣降，气道受阻，痰气相搏，故喘哮有声。痰吐不利，肺气闭阻，胸阳不伸，故张口抬肩。胸闷痞塞，肺气壅滞，心脉运行不畅，故口唇发绀、心悸、舌质淡紫。心气不足，则气短、自汗乏力，稍劳则甚。本病为本虚标实之证，以邪实为急。

【治法】 先解表散寒，温里化饮。

【处方】 小青龙汤加射干、葶苈子、杏仁、丹参。

【二诊】 热退，表邪解，喘哮瘥，痰多色白，胃纳不振，倦怠乏力，溲清，大便调，舌苔白，脉弦滑。证属阳虚饮停，上盛下虚。

治遵《金匮》"病痰饮者当以温药和之"。温脾化痰，宣肺平喘下气。方用苓桂术甘汤合苏子降气汤加减以收功，并嘱晨吞香砂六君子丸，晚吞金匮肾气丸。

【病例三】 风热犯肺案

陈某，女，48岁。

【病史】 自3岁开始患哮喘，受冷引起，经常发作，全年以七八月份为甚。现发热微恶风，咳嗽气喘，痰色黄稠，喉中痰声辘辘，胸闷，喘促气逆不得卧，神疲，面色晦暗，面目及下肢浮肿，纳差，口渴喜饮冷，头汗出，心悸，唇发绀，溲赤，大便干。舌质红，苔白，脉浮数。

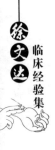

检查：体温 38.6℃，心率 122 次 / 分，桶状胸，缺盆凹陷，胸骨左向弯形，颈静脉怒张。两肺闻及湿性罗音及哮鸣音。上腹部剑突下心悸不宁，三尖瓣闻及收缩期吹风样杂音。肝大肋下 3cm，脾未及。

【诊断】 慢支继发感染，肺气肿，肺心病。

【辨证】 风热犯肺，肺失清肃，痰热内壅。

【治法】 清热化痰，宣肺平喘。

【处方】 麻杏石甘合三子养亲汤加鱼腥草、桑皮、黄芩、葶苈子、淡竹沥。

【二诊】 咳喘、胸闷、气逆、身热均减，紫绀退。夜间尚有咳嗽，痰黏不滑，口燥咽干，纳转增，大便干。舌质偏红，苔光少津，脉弦滑。证属久咳耗气，热灼伤津，痰浊内阻，肺阴亏虚。治拟润肺化痰、益气健脾以善后。方用南北沙参、全瓜蒌、桑皮、浙贝、紫苑、麦冬、桔梗、淮山药、扁豆、杏仁、黄精、大枣。

【三诊】 肺阴复，咳嗽好转，当补脾益气。方用补肺汤、六君子汤加减调理。

【病例四】 痰热蕴肺案

史某，男，56 岁，农民。

【病史】 患老慢支、肺气肿已十五年，并伴有肺结核病史。现咳嗽气喘，痰多黄稠咯艰。身热不恶寒，汗出口渴，胸闷烦躁，两颧潮红，喘咳声粗，倚息不得卧。两下肢及面目浮肿，爪甲紫绀，上腹部剑突下心跳不宁。咳引胸胁痛,呼多吸少,神萎纳差。溲短,大便干。舌红绛薄黄苔,脉滑数。

　　检查:体温 38.5℃,心率 115 次 / 分。面部及两足浮肿,颈静脉怒张,缺盆凹陷,胸呈桶形,肝大压痛。两肺呼吸音粗,可闻及干性罗音。三尖瓣心音较心下部增强,并出现收缩期杂音。

　　【诊断】　肺气肿,肺结核,肺心病伴呼吸衰竭。

　　【辨证】　痰火犯肺,热灼肺阴,清肃失职,肺气上逆。

　　【治法】　清热化痰,泻肺平喘。

　　【处方】　泻白散合六子平喘汤加减。桑皮、地骨皮、瓜蒌仁、生甘草、白芥子、苏子、莱菔子、冬瓜子、葶苈子、车前子、鱼腥草、黄芩、丹参。

　　【二诊】　痰火稍清,喘咳减,痰稠量多,舌红。原方加百部、浙贝。

　　【三诊】　潮热,口干咽燥,痰不易咯,心悸气短,动则尤甚。纳食少,神疲乏力。有时两颧潮红,手足心热,有时盗汗。舌质红,脉虚弱。证属虚劳,气阴两虚。治以甘寒养阴,益气生津。方用党参、麦冬、五味子、南北沙参、百合、淮山药、紫菀、川贝、地骨皮、白薇、海浮石、炙甘草。

　　【病例五】　肾失摄纳案

　　林某,男,50 岁,船员。

　　【病史】　患者十二年前患流感,发热咳喘,经久不愈,后来每遇天气转变,冷热不慎,则咳喘发作。停痰伏

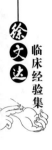

饮,迁延日久,现精神萎靡,形体虚羸,面目轻度浮肿,肢寒怕冷,胸闷气短,稍劳则甚。言语气短不能续,心悸,口唇紫绀,咳嗽痰多色白,头晕耳鸣,滑精阳痿,精随尿出,咳则小便失禁。舌质淡紫,脉沉弱。

【诊断】 老慢支、肺气肿、肺心病、阳痿。

【辨证】 肾阳虚衰,肾气不固,摄纳无权。肾者主蛰,封藏之本,精之所处也。精所以能安者,全在肾气充足,封藏乃不失其职。肾主骨,骨髓空虚,则头晕耳鸣,腰酸膝软。肾阳不足,则神委、怕冷、水肿。短气喘促,动则尤甚,为肾不纳气,气不归元。喘咳汗出,小便失禁,阳痿滑精,为肾气虚弱,摄纳固涩失职。心悸胸闷,气促发绀,舌质带紫,均为肺气不宣、心气不足、血脉瘀滞不畅之候。

【治法】 先宜补肾固精,固摄其下,以节其流。

【处方】 右归饮合参蛤散加减。熟地、淮山药、萸肉、杞子、附子、参蛤散、肉桂、杜仲、五味子、煅龙牡、金樱子、炙甘草、丹参。

【二诊】 滑泄止,咳喘减轻,精神好转。上方去龙牡、金樱子,加沉香、川贝以润肺下气。

【三诊】 咳喘心悸、神疲怕冷均见好转。咳嗽痰稀,少气懒言,纳少,便溏。舌苔薄白,脉虚弱。证属肾阳素亏,脾运不健,痰湿内生。肾为先天之本,脾为后天之本,治当以培补脾肾为根本大法。方用芪附六君子汤加百合、川贝、款冬花、丹参、参蛤散。

【四诊】 后以上方为基础,加减调理月余,症状消退,精神、摄纳均转健,体重增加。并嘱吞服香砂六君子丸及金匮肾气丸。随访两年,参加工作后,未见严重发作。

【病例六】 痰饮阳虚案

李某,男,65岁,农民。

【病史】 哮喘宿疾已历三十余载,遇冷发作,缠绵不已。时值冬令,感寒而发,咳喘痰多,发热恶寒,头痛,脉浮紧。前进辛温解表剂,头痛发热、恶寒已退,咳喘不已。现又寒多热少,咳嗽痰稀,吐涎沫,喘促,端坐不能平卧。面色晦暗,面部及下肢浮肿,纳差。心悸神委,腰酸膝软,四肢逆冷,口唇及爪甲青紫。小便短数而清,大便溏,日两次。舌苔薄白,质淡紫,脉沉细。

【辨证】 痰饮阳虚。

【治法】 温阳化饮。

【处方】 真武汤合苓桂术甘汤加味。附子、桂枝、茯苓、生白术、炒白芍、炙甘草、生姜、杏仁、葫芦巴、姜半夏、大枣。

【二诊】 咳喘稍平,浮肿亦退,诸恙转缓。然年老肾阳虚衰,腰酸怕冷,咳嗽痰稀,心悸少气,动则气喘,胃纳欠佳,溲清便溏。舌苔薄白,脉象沉细无力。治以培补脾肾,化饮纳气。方用金匮肾气加黄芪、白术、参蛤散。

【按语】 痰饮每为阳虚所致,久咳又多耗气。患者年老体衰,肾气虚弱,命门火微,肾失温煦,则脾虚聚湿而生痰。肺为聚痰之器,升降宣肃失职,宗气不足,心阳衰弱,

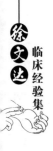

心脉痹阻,是以本病累及肺、脾、肾、心诸脏,而以阳虚为著。故表邪解后,当用温阳化饮法,而后又以培补脾肾、纳气化饮,从根本缓图之。

体 会

肺为华盖,位居五脏之上,外合皮毛,主气而司呼吸,以清肃为顺。若外邪或其他脏腑之病邪相干,气道阻塞,肺失宣降,肺气上逆,则出现咳喘。然而脾肾阳虚,水湿停聚,则化生痰饮,或阴虚火旺,灼津为痰,或肾不纳气,均是喘咳的主要原因。

脾失运化转输,肺失通调下降,肾失温煦蒸化,水不能化气,气不能化精,三焦阻塞,脉道壅闭,水饮停滞,则成停痰伏饮。又肺主气,心主血,气为血帅,肺气壅塞,宗气不足,推动无力。心气虚弱,则见心悸、气短,紫绀为血脉瘀滞。所以导致本病的病因病机,主要关系到肺、脾、肾、心等脏受损。

本病以本虚标实为特点。临证当分析标本轻重缓急,以急则治标、缓则治本为原则,并以八纲为辨证纲领。若有表证者,当先解表,表里俱急者,当表里同治,并仔细辨别寒证、热证之轻重,分别酌情而用药。

本病每以危、重、急的症候出现,医者必须辨证用药。若用药适当,确能收效较好。并适当配合西医抢救,可确保生命安全,减少死亡率。但本病为伏饮,沉疴痼疾,器质性改变,心肺脾肾均受损,正气虚亏,很难根治,所以扶正是治疗本病的根本大法。常用益气养血、培补脾肾法而收功。

形不足者,温之以气。精不足者,补之以味。若心悸、气短、紫绀,为心阳不足,血脉痹阻,每用桂枝、甘草、附子温通心阳而取效,盖辛甘相合,乃升阳化气之良剂。加丹参可活血化瘀,促进血液循环,作用较好。若水邪上逆,心阳被遏,应加半夏、茯苓、生姜、桂枝等温阳利水之剂。若邪热内盛,胸闷、心悸、痰多者可用黄芩、鱼腥草等清热化痰药,配丹参能活血化瘀而收功。

本病多因痰热内灼、久咳伤津耗气,每致气阴两虚。由于"阳常有余,阴常不足"、"阳易回而阴难复"的特点,用药当以护阴为重,不可滥投利水温燥之剂,以免重伤津液。

本病每因天气冷热变化而诱发,平时要注意摄养,寒温热适宜。饮食调节,不可偏嗜,切忌烟酒。注意精神修养,戒暴怒抑郁。并适当参加锻炼活动,如太极拳、气功、步行等以增进身体健康,增强抵抗力,改善心、肺等功能。

(袁惠生整理)

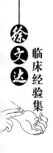
胸　痹

胸痹是指以胸前区闷痛,甚则胸痛彻背,短气,喘息不得卧为主症的一种疾病。大部分西医学所指的器质性和功能性心脏疾病都属于胸痹范畴,我们都可以按照胸痹的辨证分型来进行辨证施治。徐老认为胸痹常见的证型有气滞、血瘀、寒凝、痰阻、气阴两虚等。

以下摘录胸痹典型医案四则,以明徐老处方用药之特点。

【病例一】

吕某,女,55岁。

【初诊】 2013年4月25日。

【病史】 半年前因生气后,出现胸部闷痛,闷痛持续不解,时轻时重,喜叹气,用手按揉胸部时,闷痛缓解,心情不佳或紧张时,闷痛加重。曾经西医检查,排除器质性病变。苔薄白,舌质暗红,脉弦紧。

【辨证】 气滞证。

【治法】 疏肝解郁,理气止痛。

【处方】
柴胡10克	当归10克	炒白芍12克
焦白术10克	茯苓15克	炙甘草5克
佛手15克	香橼皮10克	淮小麦30克

郁金 15 克　　丹参 30 克　　白檀香 5 克

降香 10 克

【二诊】 上方服用 7 帖后复诊。胸部闷痛明显好转，效不更方，原方续进。前后共服中药 21 帖，病愈。徐老嘱其保持心情愉悦。

【病例二】

汪某,男,50 岁。

【初诊】 2011 年 5 月 23 日。

【病史】 患者胸部闷痛三年,闷痛部位固定不移,用掌头捶打之后疼痛缓解,余无不适,舌质暗红,脉涩。

【辨证】 心血瘀阻。

【治法】 活血化瘀,通络止痛。

【处方】 柴胡 10 克　　赤芍 12 克　　枳壳 10 克

生甘草 5 克　　桃仁 10 克　　红花 6 克

川芎 10 克　　降香 10 克　　白檀香 5 克

丹参 30 克　　元胡 20 克　　桔梗 6 克

生地 10 克　　当归 10 克　　川牛膝 10 克

【二诊】 上方服用月余,胸部闷痛消失,告愈。

【病例三】

陈某,女,55 岁。

【初诊】 2012 年 9 月 20 日。

【病史】 患者原有高血压、糖尿病、冠心病史数年。

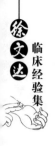

近半月出现双下肢浮肿,上午较轻,傍晚时较重,同时出现胸闷、气喘,上楼梯时喘息明显。目前血压、血糖尚稳定,口干,苔薄白,舌质红,脉细弱。

【辨证】 气阴两虚,水邪内阻。

【治法】 益气养阴,利水宽胸。

【处方】 生黄芪 30 克　　党参 20 克　　五味子 10 克
　　　　　麦冬 15 克　　　茯苓 30 克　　　防己 10 克
　　　　　车前子 10 克　　蒲种壳 15 克　丹参 30 克
　　　　　瘪竹 15 克　　　淮小麦 30 克

【二诊】 上方服用 7 帖后复诊。水肿消退,时见头晕,苔脉如前。此久病肝肾精血亏虚之故,于是改方如下:

　　　　　党参 20 克　　　五味子 6 克　　　麦冬 15 克
　　　　　茯苓 30 克　　　防己 10 克　　　车前子 10 克
　　　　　丹参 30 克　　　淮小麦 30 克　　女贞子 15 克
　　　　　旱莲草 15 克　　天麻 9 克　　　菊花 10 克
　　　　　杞子 15 克

【三诊】 上方服用 7 帖后复诊,患者已无不适症状。如此调理月余,病情稳定。随访半年,未见反复。

【病例四】

刘某,男,60 岁。

【初诊】 2012 年 4 月 23 日。

【病史】 患者有冠心病史多年,行冠状动脉支架术后一年。平时常见胸闷、头晕,睡眠欠佳,苔薄腻,舌质淡红,脉结代。

【辨证】　寒凝痰阻血瘀。

【治法】　宣痹通阳,活血化痰。

【处方】　薤白头 30 克　　瓜蒌仁 15 克　桂枝 10 克

　　　　　香附 10 克　　　丹参 30 克　　降香 10 克

　　　　　泽泻 10 克　　　制首乌 15 克　淮小麦 30 克

　　　　　天麻 9 克　　　　勾藤 15 克　　夜交藤 30

　　　　　姜半夏 10 克

【二诊】　上方加减出入共调治月余,患者诸症悉除。于是改方为归芍六君子汤加上淮小麦、丹参、降香三味药,以巩固善后。随访一年,病情稳定。

【按语】　胸痹之病常见于中老年人,中医药在改善患者症状方面,疗效确切。如上所述,徐老常用逍遥散加味治疗气滞型胸痹,用血府逐瘀汤加味治疗血瘀型胸痹,用黄芪生脉饮加味治疗气阴两虚型胸痹,用自拟冠心八味(薤白头、瓜蒌仁、香附、丹参、降香、制首乌、桂枝、泽泻)加味治疗寒凝血瘀痰阻型胸痹。然而,临床变化多端,如见心阳虚衰患者,则用附子理中汤加味治疗;水气凌心者,可合真武汤。临床处方用药,或急攻,或缓图,或治标,或治本,疗效全在医者能否切中病情,有的放矢。

　　　　　　　　　　　　　　　　　　（张海斌、孔丽君整理）

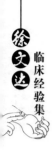

冠心病

冠心病是冠状动脉粥样硬化性心脏病的简称，是指冠状动脉因某种原因，使体内脂质代谢调节紊乱和血管壁正常机能遭到破坏而产生了管腔狭窄或闭塞，导致心肌缺血、缺氧而引起的心脏病。

冠心病在祖国医学文献中，虽无此病名，但已有很多记载。如《素问·藏气法时论》："心病者胸中痛，胁支满，胁下痛，膺背肩胛间痛，两臂内痛。"《灵枢·厥病》："痛如以锥镈刺其心，心痛甚者，脾心痛也，及真心痛，手足青至节，心痛甚，旦发夕死，夕发旦死。"《金匮要略·胸痹·心痛短气病》："胸痹之病，喘息咳唾，胸背痛短气……"以及"胸痹不得卧，心痛彻背。"因此本病属于祖国医学的"胸痹"、"胸痛"、"真心痛"、"厥心痛"等范畴。

冠心病的临床表现以心绞痛、心肌梗死、心律不齐、心力衰竭、心脏扩大等为主，心电图上有心肌缺血的表现或负荷运动试验阳性，血清胆固醇明显持续升高，多发于40岁以上人群。临床表现一般分四型，即隐性冠心病、心绞痛、心肌梗死、心肌硬化。在临床中还应与急性非特异性心包炎、急腹症的急性胆囊炎、胆石症、胃及十二指肠溃疡伴发穿孔、急性胰腺炎，以及心血管神经官能症等相鉴别。

祖国医学认为本病的发生，在病因病机上，因年老体弱，肾气不足，不能鼓舞阳气，脾虚则营血生化不足，脉道不充，血液流行不畅，以致心失所养，肾阴虚则不能滋养机体，阴虚则火旺，热灼津液为痰，痰热上犯于心，而发本病。或嗜食膏粱肥甘厚味之品，伤及脾胃，助湿生热，耗伤津液，或运化失常，转化为痰浊脂液，心脾气化失调，气血受阻，致使气结血凝而发生胸痛。七情内伤，情志不畅，气机失调，气为血帅，气滞则血瘀，以致心脉痹阻；或寒邪侵袭客于胸阳之位，胸阳不展，寒凝则痛。如《素问·举痛论》篇："经脉流行不止，环周不休，寒气入经而稽迟，泣而不行，客于脉外则血少，客于脉中则气不通，故卒然而痛。"其病机为：心主血脉，心气不足，鼓动无力，则出现气滞、血瘀，心脉不畅，气来不匀，脉律不齐，故脉结代、心动悸；心主神志，过喜则心气涣散，过怒则肝火淫心，可出现胸闷、心痛、烦躁、失眠；脾主运化，运化失健则痰浊内生；肾阴不足，心失所养，心火上炎，心肾不交，可出现胸脘痞闷、喘息咳唾或心悸、心烦、失眠等症。舌质紫点为心血瘀阻，苔白腻为湿痰，黄腻为痰热之征。所以心、脾、肾亏损是发病之本，气滞血瘀，痰浊内生，脉络不通，不通则痛，是本病之标。本病多因劳累、情绪激动、饱食、受寒而引发。

徐老在门诊工作中，运用冠心八味方加减，治疗冠心病取得一定的疗效，今介绍如下。

【组成】 瓜蒌仁、薤白、桂枝、制香附、丹参、降香、制

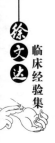

首乌、泽泻。

【功用】 温通胸阳,活血化瘀。

【主治】 胸闷胸痛,心悸气短,烦躁失眠,喘息咳唾,甚则心痛彻背。舌苔白舌质紫暗,脉弦或涩或见结代。

【方解】 瓜蒌仁、薤白、桂枝,辛苦温入心肺经,仿瓜蒌薤白桂枝汤意,通阳散结,行气止痛,治疗胸痹因寒湿痰浊滞于胸中,阳气不通,胸膈痞塞,三味合用,相得益彰。丹参、降香入心、肝经,有活血、祛瘀止痛、除烦安神的作用,可治胸痛、失眠、烦躁,有缓解心绞痛作用。方中香附长于疏肝理气止痛,用于情志抑郁,肝郁气滞,而引起胸膈痞闷、心腹疼痛等症,配合丹参理气活血,气行则血行,可治疗气滞血瘀。何首乌有平补肝肾、滋养精血功能。泽泻,本经有"主风寒湿痹 …… 养五脏,益气力 ……"等作用。二味合用可治肝肾两虚证,头晕眼花、耳鸣、失眠、健忘、心悸怔忡等。近年来用于高胆固醇血症,有降低血糖及血脂的药理作用。

【加减法】 阴寒转重,痰浊阻滞,胸中痞塞,心痛彻背较重,舌苔白腻,脉弦滑者加姜半夏、川朴、砂仁、附子。有痰热,口苦,舌苔黄,脉弦数者仿小陷胸汤意去桂枝,加黄连、姜半夏。若心脉瘀阻,心胸刺痛连及两胁,舌质有瘀点,脉涩,可加红花、元胡、三七等。因气滞为主者可加重理气药,仿丹参饮法加木香、檀香、砂仁、川楝子。因血瘀较重者,仿桃红四物意加桃仁、红花、元胡、五灵脂、制乳没、参三七等活血祛瘀药。若心气虚弱,心悸气短,自汗,口干少津,舌质红,脉结代或弦细无力,加生脉饮或五参饮以益气生津。阴虚者可加黄精、玉竹以养心阴。阳气虚衰者须用参附汤以强心扶阳。

以下举病案四例,以明徐老处方用药之特点。

【病例一】

郑某,男,48岁,工人。

【初诊】 1982年12月3日。

【病史】 胸脘胀痛,甚则向背部放散,每在受寒后发作。怕冷,心悸,气短,恶心吐痰涎,胃纳呆滞,倦怠乏力,溲清便溏,舌苔白腻,边有紫点,脉弦滑。心电图:房室早搏,窦性异位心律伴室内差异传导。

【辨证】 寒侵阳位,痰湿内阻。

【治法】 温通心阳佐以化痰浊。

【处方】 瓜蒌仁、薤白、桂枝、姜半夏、制香附、丹参、淡附子、降香、泽泻、茯苓、陈皮、生姜,3帖。

【二诊】 12月6日,胸痛呕恶、怕冷已瘥,胸脘痞闷,心悸气短,纳呆,舌苔薄白。为寒邪渐祛,阳气回复,痰浊未净,当以温阳祛痹,健脾化浊。方用冠心八味加苍白术、川朴、陈皮,5帖。

【三诊】 12月10日,湿痰已化,胸膈痞闷亦瘥,然心悸,时有胸肋刺痛,舌边紫点,脉弦涩,时有结代。治当温阳通痹,活血化瘀。方用冠心八味方加木香、元胡、红花、当归,5帖。

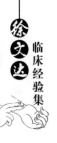

【四诊】 12月15日,前证瘥,再守前法。原方7帖。

【五诊】 12月23日,胸肋刺痛已止,瘀血渐化,近觉胃脘胀满,纳呆,二便尚调,舌苔薄白,脉转弦滑。前法佐以疏肝和胃助运。方用冠心八味加元胡、川楝子、焦白术、鸡金、青陈皮,10帖。

【六诊】 1983年1月5日,前症均瘥,胸肋痛未见发作,胃纳转佳,血瘀已化,当以健脾益气养血以善其后。方用归芍六君子汤加丹参、香附。

【病例二】

汪某,男,59岁,长石公社。

【初诊】 1981年10月27日。

【病史】 患冠心病两年,并有上消化道出血史,近止。现主诉心悸,胸闷气短,常有胸脘窒痛,面色不华,头晕,胃纳欠佳,溲黄,大便调,舌质红绛,苔薄白,脉细数。检查:血压160/95mmHg,心电图:ST段改变。

【诊断】 冠心病,胃溃疡,胃癌?

【辨证】 心阴虚弱,心气不足,气滞血瘀。

【治法】 养心阴,益心气,佐以活血化瘀。

【处方】 冠心八味合生脉散加减。党参、麦冬、五味子、沙参、当归、制首乌、丹参、红花、降香、香附、瓜蒌仁、薤白头。

【二诊】 11月3日,上药服后,前症已瘥,胃纳一般,时有失眠、头晕、目眩、心悸,原方加杞子、桑葚子。之后,

均以 10 月 27 日方为主,随症增损:

失眠多梦加夜交藤、柏子仁。

头晕目花,肝肾阴虚者加杞子、桑葚子、女贞子。

胸胁痛重加元胡、川楝子、郁金、木香。

胸闷纳差加焦白术、陈皮、鸡内金。

从 1981 年 10 月 27 日初诊至 1982 年 4 月 14 日,十二次门诊,先后共服药 102 帖,诸症均退,体质恢复健康。心电图显示正常。

【病例三】

付某,女,35 岁,慈城云湖公社。

【初诊】 1981 年 10 月 20 日。

【病史】 心悸不宁,胸闷气短,头晕失眠,面色不华,神疲乏力,胃纳不佳,食后痞满,二便尚可,舌质带紫点,脉迟细。心电图:窦性心律,左室高电压,ST 段改变。

【辨证】 心气不足,心血瘀阻。

【治法】 补益心气,佐以活血化瘀。

【处方】 生脉散合冠心八味加当归尾、川芎、红花。

【二诊】 10 月 27 日,胸闷气短、心悸好转,胃纳呆,食后作胀,舌苔白腻。治以前法佐以化湿助运。方用上方加陈皮、米仁、炒谷麦芽。

【三诊】 11 月 6 日,近因郁怒,肝失疏泄,情志抑郁,胸闷,心烦,胁肋胀痛不适,嗳气频作,纳食不香,舌苔白。治拟疏肝解郁,理气和胃。方用逍遥散加丹参、降香、瓜

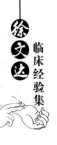

蒌仁、薤白头、川楝子、沉香、六神曲。

【四诊】 11月17日，药后胸闷心烦、嗳气均瘥，纳食有增，然胁肋时有刺痛感，胸闷如窒，舌带紫点，脉细涩。治拟重用活血化瘀法。方用血府逐瘀汤加丹参、降香、六神曲。

【五诊】 11月27日，上药服后，刺痛减，时觉胸闷，胃脘胀满，嗳气食臭，原方加佛手、谷麦芽、焦山楂。

【六诊】 12月29日，胸闷、胁肋疼痛已止，胃纳转香。尚感气短乏力、心悸，有盗汗，舌质紫点渐化。治当以补益心气。方用生脉散合五参饮加鸡内金、川楝子、焦白术、瘪桃干、淮小麦。

【七诊】 1982年1月12日，诸症均退，神色转佳，舌质淡红，脉缓有力，原方巩固治疗，并嘱复查。

【八诊】 1月24日，前症若失，身体恢复健康，并嘱生活摄养。

（袁惠生整理）

失　眠

　　阴平阳秘之人，"卫气昼行阳而寤，夜行阴而寐"。阴阳相交，故能安眠。外邪侵袭，内伤劳倦，情志过极，饮食不节，皆可致阴阳失交、水火不济而失眠。由外邪侵袭而致失眠者，邪去则阴阳自和，故寒则热之，热则寒之，祛邪即所以安神。由劳倦、情志、饮食之故而致失眠者，又当循因而治，复其阴阳相交则寐自安。

　　具体而言，心藏神，脾藏意，肝藏魂，肾藏志。四脏之病，皆可致失眠，但以心为主。心为火脏，五志过极，则致心火亢盛，进而导致心神不安；或劳神日久，阴血暗耗，心阴亏虚，虚火内扰，也致心神不安；或外感、内伤之后，日久未清，致血行瘀滞，瘀血内阻心窍，心窍启合不利，则为失眠，此三者皆为心病。思虑伤脾，子病及母，心血空虚，则气血不能相生相养，而致心神不藏，此为脾病。虚劳虚烦，阳气乖张，肝气不荣，魂不得藏，故不得眠；或肝气郁结，日久化火，火热上扰于心，则心神不安，此二者为肝病。肾者主水，水盛则火降，水衰则火亢，火亢则神不安，此为肾病。另有《内经》所谓的"胃不和，则卧不安"，《张氏医通·不得卧》对此有精辟论述："脉数滑有力不眠者，中有宿食痰火，此为胃不和则卧不安也。"中有宿食痰火，则胃气当降不降，浊气上扰于心而致心神不安，此为胃病。

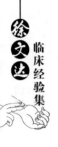

基于以上理论认识,徐老诊治失眠症,立法多从心、肝、脾、肾、胃这五脏腑入手,力促阴阳平复而使心神得安。方从法出,徐老辨治失眠常用方有朱砂安神丸、天王补心丹、血府逐瘀汤、酸枣仁汤、丹栀逍遥散、归脾汤、六味地黄汤、黄连温胆汤、交泰丸、平胃散合半夏秫米汤等。

【病例一】

王某,男,40岁。

【初诊】 2011年9月19日。

【病史】 患者平素体健。因个人办厂日夜操劳,近日又突发变故,而致忧心忡忡,入睡困难,时有夜半惊醒,白天精神亢盛易激动,舌红脉滑数有力。

【辨证】 心火亢盛。

【治法】 清心安神。

【处方】 黄连8克　茯苓(朱砂拌)15克　当归10克

生地15克　炙甘草5克　淡竹叶15克

麦冬12克　珍珠母30克(先煎)

青龙齿30克(先煎)

【按语】 心静则安,心动则亢,五志过极皆为火,火亢则阳不交阴,故失眠。此病用朱砂安神丸加味治亢盛之火,火伏则神安。治疗一周后睡眠明显好转,效不更方,原方再进7剂。并嘱其遇事避免急躁,心宽则神安。

【病例二】

胡某,男,55 岁。

【初诊】 2011 年 7 月 25 日。

【病史】 患者为高中班主任老师,平时工作比较辛劳,一年前开始睡眠时好时坏。近一个月,睡眠质量进一步下降,经常半夜醒来,烦热不眠,伴心悸乏力,舌尖痛,苔薄少,舌偏红,脉细数。

【辨证】 心阴亏虚。

【治法】 滋养心阴。

【处方】

生晒参 9 克	玄参 15 克	丹参 30 克
当归 10 克	生地 15 克	天冬 12 克
麦冬 12 克	桔梗 6 克	五味子 6 克
远志 6 克	酸枣仁 30 克	茯苓 10 克
柏子仁 15 克	夜交藤 30 克	

【按语】 心为火脏,劳心久则阴液伤,阴液伤则虚火起,虚火绵绵不休,时扰心神,寐时安时劣。此病例为心阴不足,用天王补心丹加味,治疗一个月后睡眠良好。继处方天王补心丸成药 4 瓶分吞,以巩固疗效,并嘱其多加休息。

【病例三】

张某,女,43 岁。

【初诊】 2011 年 11 月 21 日。

【病史】 患者平素寐安,近期因工作劳累,睡眠欠

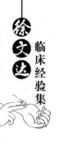

佳,多梦易醒,心烦,疲乏,苔薄白,舌质偏红,脉弦细。

【辨证】 虚烦不得眠。

【治法】 养肝阴以安神。

【处方】 酸枣仁 30 克　　知母 10 克　　茯苓 10 克
　　　　　川芎 6 克　　　炙甘草 5 克　　夜交藤 30 克
　　　　　合欢皮 15 克　　柏子仁 15 克

【按语】 肝藏魂,劳则肝气不和、阳气乖张,故夜不成寐。此例用酸枣仁汤加味养肝安神,治疗一周后明显好转。于是原方再进 7 帖,病愈。

【病例四】

李某,女,33 岁。

【初诊】 2011 年 10 月 3 日。

【病史】 患者平素急躁易怒,睡眠时好时坏。近一周来睡眠质量明显下降,伴见口苦,心烦,月经提前,经前乳房胀痛,喜叹气,苔薄白,舌质暗红,脉弦数。

【辨证】 肝郁化火,上扰心神。

【治法】 疏肝解郁,清火安神。

【处方】 丹皮 10 克　　焦山栀 10 克　柴胡 10 克
　　　　　当归 12 克　　炒白芍 12 克　焦白术 12 克
　　　　　茯苓 15 克　　生甘草 5 克　　佛手 15 克
　　　　　香橼皮 12 克　郁金 12 克　　夜交藤 30 克
　　　　　合欢皮 15 克　酸枣仁 30 克

【按语】 妇人病多忧郁,郁久则生火,火热扰心,则夜不能寐。此病例用丹栀逍遥散加味解郁清火，治疗一周后睡眠明显好转。继进原方，并嘱其放平心态，多忍让不要生气，保持良好情绪。

【病例五】

袁某，女，35岁。

【初诊】 2012年2月27日。

【病史】 患者平素体质较弱，时有头晕，血压偏低。近十天来睡眠浅而易醒，伴神疲乏力，纳差心悸，面色少华，月经量少，苔薄白，舌质淡，脉细弱。

【辨证】 心脾两虚。

【治法】 补养心脾。

【处方】

炙黄芪30克	党参25克	焦白术12克
茯苓15克	炙甘草5克	远志6克
广木香10克	酸枣仁30克	当归12克
红枣6枚克	龙眼肉6枚（自备）	
夜交藤30克	柏子仁15克	

【按语】 火生土，土育万物，操劳过度则脾气衰，脾衰则心血生化无源，血不养心则神不藏。此病例用归脾汤加味补脾而生心血，心血充而寐自安。治疗一个月后诸症皆除。

【病例六】

王某，女，56岁。

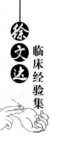

【初诊】 2011年10月10日。

【病史】 患者绝经五年。平时经常腰酸背痛,近来经常夜半醒来后,久久难以入睡,伴潮热汗出,口干舌燥,舌质红少苔,脉细数。

【辨证】 肾阴亏而心阳升。

【治法】 滋肾阴,敛心神。

【处方】 熟地30克　　芋肉10克　　淮山药30克
　　　　　丹皮10克　　泽泻10克　　茯苓15克
　　　　　麦冬12克　　南北沙参(各)15克
　　　　　酸枣仁30克　柏子仁15克　夜交藤30克
　　　　　地骨皮15克

【按语】 肾为阴阳和合之脏,生命之根,妇人七七天癸竭,肾脏衰。素阴液亏虚之体,常见虚火浮动,动则神不安。此病例用六味地黄汤加味滋阴液,补肾精,阴精充则虚火自伏。治疗半月后睡眠明显好转,后改用六味地黄丸善后。

【病例七】

何某,男,44岁。

【初诊】 2011年11月7日。

【病史】 患者平时喜食肥甘之品,吐痰多。近因工作烦恼,失眠一周,久久难以入睡,睡着后也易惊醒,伴见口干口苦,心烦,苔白腻,舌质暗红,脉滑数有力。

【辨证】 痰火扰心。

【治法】化痰清火，宁心安神。

【处方】　黄连 10 克　　竹茹 15 克　　枳壳 10 克

茯苓 15 克　　姜半夏 15 克　陈皮 10 克

生甘草 5 克　　知母 10 克　　酸枣仁 30 克

青龙齿 30 克（先煎）　　夜交藤 30 克

【按语】肥甘厚味积于胃肠之间，久则聚湿生痰，烦怒则气不循常道，痰随气行，阻滞心窍则见痰火扰心之证。此病例用黄连温胆汤加味化痰清火、宁心安神。治疗一周后，睡眠好转，原方巩固。

【病例八】

李某，男，40 岁。

【初诊】2012 年 3 月 26 日。

【病史】患者有慢性胃病史多年，平时经常胃脘饱胀，近期睡眠多梦易醒一周，伴口臭口黏，大便不畅，苔薄腻，舌质红，脉滑。

【辨证】胃失和降，浊气扰心。

【治法】和胃降逆，宁心安神。

【处方】　苍术 10 克　　川朴 10 克　　陈皮 10 克

生甘草 5 克　　柴胡 10 克　　炒白芍 12 克

枳壳 10 克　　姜半夏 10 克　北秫米 30 克

夜交藤 30 克　合欢皮 15 克　佛手 10 克

香橼皮 10 克　制军 10 克　　蒲公英 30 克

【按语】中焦为气机升降枢纽，脾升则健，胃降则

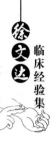

和。湿食痰火阻滞中焦，则胃失和降、浊气上逆，而致心神不安。此病例用平胃四逆散合半夏秫米汤加味和胃降逆，治疗一个月后，诸症皆愈。

【病例九】

陈某，男，45岁。

【初诊】 2008年8月15日。

【病史】 患者以炒股为业，平时嗜烟酒。近期股市涨落频繁，思想因而惊恐烦躁，经常失眠，靠安眠药才能入睡。日久体质虚弱，面黄肌瘦，神疲欲眠，恶寒乏力，口苦纳呆。逢股市大跌，则身心更加憔悴，而致彻夜不眠。舌质淡，苔薄黄腻，脉弦数。

【辨证】 气血两衰，阴虚火旺，阴阳失交。

【治法】 补益气血，滋阴降火，调和阴阳。

【处方】

党参15克	焦白术10克	茯苓15克
炙甘草5克	当归10克	炒白芍12克
川芎6克	生地15克	熟地15克
芋肉10克	淮山药30克	丹皮10克
泽泻10克	知母10克	黄檗10克
肉桂3克	黄连6克	

【按语】此病例为八珍汤、知柏地黄汤、交泰丸三方合用。徐老用方一般都简洁明了，然此案组方较为复杂，缘于病情之复杂。初劳心过度致心火亢盛于上，久而肾水亏于下，日不能食，夜不能寐，进而导致气血两衰。

（张海斌整理）

眩 晕

眩晕之病,历代医家论述颇多。《内经》有"诸风掉眩,皆属于肝"的著名论断。刘河间从风火立论,指出:"风气甚而头目眩晕者,由风木旺,必是金衰不能制木,而木复生火,风火皆属阳,阳多为兼化,阳主乎动,两动相搏,则为之旋转。"朱丹溪从痰火立论,提出了"无痰不作眩"之说。张景岳从虚立论,强调"无虚不能作眩"。上述各家学说从不同角度论述了眩晕的病因病机,为我们临床辨证论治构建了一个框架体系。

眩者,眼花糊也;晕者,脑昏厥也,二者兼见称为眩晕。眼脑须有血气之供养而明聪,亦由肝肾二经之资输。若气血不足则失明聪,肝肾两虚则虚阳上逆也致眩晕。徐老认为治疗眩晕首分虚实,实有肝风、肝火、痰浊之分,虚有脾虚、肝虚、肾虚之别。但临床以虚证或本虚标实多见,因此标病已即当补其虚,或标本兼顾,切忌专一攻伐。实证以镇肝、清肝、化痰为法,慎用升提走窜之药;虚证以补气、养血、填精为主,稍佐轻清上扬之品。尤在泾在《金匮翼》中言:"眩晕虽为风疾,而有内外之分。……痰热相感而动风者,风自内生者也。血气虚风邪入脑者,风从外入者也。内风多从热化,引之则弥盛;外风多从虚入,清之则转加。二者不可不辨也。"内风多从热化,为实证,

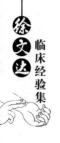

故不宜升引之；外风多从虚入，为虚证，故不宜清泻之。此论与徐老用药有异曲同工之妙。

徐老治疗眩晕用方不多，但简洁明了。如眩晕欲仆、面红头胀、舌红脉滑实有力，或伴有血压升高者，此属肝阳上亢，徐老用自拟降压六味加减治之；如眩晕头痛、口苦、胁痛、小便黄、苔黄腻舌红、脉弦数有力者，此为肝火上扰清空，用龙胆泻肝汤治之；如眩晕伴见头重如蒙、耳闷不聪、胸闷恶心、苔白腻质淡红、脉濡滑者，此为痰湿壅遏，用清代医家程国彭半夏白术天麻汤合清震汤治之；如中气不足，清阳不升，眩晕劳累后加重，面白神倦、便溏、舌质淡胖、脉弱无力者，此属气虚下陷，徐老用补中益气汤治之；如眩晕伴见面色苍白、唇甲不华、心悸少寐、舌淡、脉细弱者，此属血虚，徐老用归脾汤治之；如眩晕目糊、腰膝酸软、耳鸣、口干、舌红少苔、脉细微者，此为肝肾阴虚，虚阳上亢，徐老用杞菊地黄汤加减治之。另有突发头晕，天旋地转，不欲睁眼及转侧，动则晕甚伴见恶心呕吐，过时可自愈，愈后又常反复发作，苔薄白脉弦，此为风眩头晕，病机为脾虚肝旺，即尤在泾所言的"土薄则木摇"，徐老用范文虎家方头晕六味加减治之。

以下摘录徐老治疗眩晕的典型病例，以明其处方用药之特点。

【病例一】

李某,男,62岁。

【初诊】 2011 年 12 月 26 日。

【病史】 患者患高血压病多年,一直服用降压药,平时血压控制在 140/90mmHg 左右。近因家庭矛盾生气后,出现头晕耳鸣、面红、手麻、胸闷等症,血压 150/100mmHg,苔薄腻舌质暗红,脉洪滑有力。

【辨证】 肝阳上亢。

【治法】 平肝潜阳,佐疏肝理气。

【处方】 灵磁石 30 克(先煎)　　石决明 30 克(先煎)
夏枯草 15 克　　黄芩 10 克　　勾藤 15 克
菊花 12 克　　郁金 15 克　　香附 10 克
枳壳 10 克　　柴胡 6 克　　生白芍 12 克
生甘草 5 克

【二诊】 上方服用 7 帖后,头晕耳鸣稍减,胸闷愈,面红,血压为 140/95mmHg,舌脉如前。于是予上方去香附,加上地骨皮、稀签草,再进 7 帖,头晕愈。

【按语】 此例为徐老自拟降压六味加味,治疗半月后诸症好转。降压六味由灵磁石、石决明、夏枯草、黄芩、勾藤、菊花组成。其中灵磁石、石决明、勾藤镇肝平肝,夏枯草、黄芩、菊花清肝降火,对单纯肝阳上亢引起的眩晕,疗效较好。

【病例二】

胡某,男,45 岁。

【初诊】 2011 年 6 月 20 日。

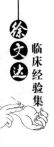

【病史】 患者平素喜烟酒,昨晚醉酒后,出现头晕头痛。今来诊见其双目布满红丝,自诉口干口苦,小便黄赤,急躁易怒,大便三天未解,舌红苔黄,脉弦滑有力。

【辨证】 肝火上冲。

【治法】 清肝泻火。

【处方】 龙胆草 10 克　车前草 15 克　通草 10 克
　　　　黄芩 10 克　　焦山栀 10 克　当归 10 克
　　　　生地 15 克　　泽泻 10 克　　柴胡 10 克
　　　　生甘草 5 克　　菊花 10 克　生军 10 克(后下)
　　　　石决明 30 克(先煎)

【按语】 肝为将军之脏,其性急而易上冲。今酒助湿生热,阻滞肝经,致使肝火冲逆,为头痛头晕。故用龙胆泻肝汤加味泻肝火、降冲逆,治疗一周后诸症好转。遂于原方去石决明,改生军为制军,巩固一周,并嘱其饮酒宜节制。

【病例三】

罗某,男,62 岁。

【初诊】 2009 年 10 月 5 日。

【病史】 患者患颈椎病多年,半年来每当起床时,都会头晕,静坐片刻后头晕自止。刻见颈部拘急不舒,双手麻木,余无殊。苔白厚腻,舌质淡红偏胖,脉弦滑。

【辨证】 痰浊壅遏,清阳不升。

【治法】 健脾祛痰。

【处方】　天麻 15 克　　姜半夏 15 克　　焦白术 12 克
　　　　　　茯苓 15 克　　生甘草 5 克　　陈皮 10 克
　　　　　　蔓荆子 10 克　葛根 30 克　　鸡血藤 30 克
　　　　　　丹参 30 克　　胆南星 10 克

【按语】　痰之为病，随气流行。阻于胃则痞，阻于肺则咳，阻于心则不寐，上蒙清窍则头目为之晕眩。此例用半夏白术天麻汤加味化痰浊、止眩晕。患者服用上方一个月后，眩晕明显好转，自感头脑清醒如初。葛根配鸡血藤是徐老治疗颈椎病的常用药对，对颈部拘急僵硬、局部麻木等症，有较好的临床疗效。

【病例四】

任某，女，70 岁。

【初诊】　2009 年 10 月 26 日。

【病史】　患者有慢性胃病史多年。近一个月来时感头晕。平素常有神倦乏力、纳差，饱食后脐腹胀满，便溏，体形消瘦。B 超提示胃下垂。苔薄白，舌质淡白边齿痕，脉细弱。

【辨证】　中气下陷，清阳不升。

【治法】　补中益气，升清止眩。

【处方】　炙黄芪 30 克　党参 30 克　　焦白术 15 克
　　　　　　炙甘草 6 克　　陈皮 10 克　　升麻 10 克
　　　　　　柴胡 6 克　　　当归 10 克　　六神曲 10 克
　　　　　　鸡内金 10 克　天麻 10 克

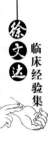

【按语】 脾气旺则气血盛，内而五脏六腑，外而四肢九窍，皆得其所养。今脾气衰，中气不升反降，脑眼失其气血所养，故发为眩晕。此例用补中益气汤加味补脾升清，治疗气虚下陷引起的眩晕，疗效良好。

【病例五】

龚某,女,35岁。

【初诊】 2011年10月10日。

【病史】 患者一年前分娩时，出血较多，产后哺乳十个月。近两个月来自觉时常头晕，蹲后起立时尤为明显。刻见面色苍白无华，唇淡，指甲淡，寐劣易醒，时有心悸，苔薄白,舌质淡瘦,脉细弱。

【辨证】 血虚眩晕。

【治法】 补气养血。

【处方】

炙黄芪30克	党参20克	当归12克
焦白术15克	广木香10克	炙甘草6克
酸枣仁30克	茯苓15克	远志6克
红枣6枚	龙眼肉6枚	旱莲草15克
夜交藤30克	女贞子15克	

【按语】 妇人以血为基，经胎产、哺乳后，其血多亏，若加其素体本虚或失于调养，则血不足以养脑，即发为头晕。此例用归脾汤加味益气养血,患者服药两周后痊愈。

【病例六】

绍某,女,68岁

【初诊】 2012年2月27日

【病史】 患者有高血压病史20年,近半年来时有头晕。刻见腰酸坠,脚软乏力,双眼干涩,夜尿次数多,口干夜甚,舌红少苔,脉细弱。

【辨证】 肝肾阴虚,髓海不足。

【治法】 滋补肝肾,填精益髓。

【处方】

枸杞子15克	菊花10克	熟地30克
芋肉15克	茯苓15克	菟丝子10克
丹皮10克	首乌15克	淮山药30克
泽泻10克	炙龟板30克	夜交藤30克
女贞子15克	旱莲草15克	

【按语】 水生木,水旺则木有所养,水亏则木失养而阳亢于上。此例用杞菊地黄汤加减滋水涵木,治疗一个月后,患者头晕明显好转。《内经》所谓"髓海不足,则脑转耳鸣",正是此证。

【病例七】

翁某,女,55岁。

【初诊】 2010年7月26日

【病史】 患者平素体健,否认有其他慢性病史。两月前突发头晕,天旋地转,卧床不能动,动则晕甚并呕恶,经西医治疗后头晕好转(具体不详)。后到大医院做全面检

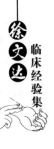

查，未发现有器质性病变。两天前头晕又发，伴见恶心，因病情较轻，经休息半天后好转。今担心头晕以后再发，特来求中医治疗。刻见苔白腻，舌质淡胖，脉弦有力。

【辨证】 风眩头晕，脾虚肝旺。

【治法】 健脾养肝，祛风化痰。

【处方】 党参 30 克　　茯苓 15 克　　淮山药 30 克
芋肉 15 克　　川芎 6 克　　菊花 10 克
陈皮 10 克　　姜半夏 15 克　　竹茹 10 克
天麻 9 克

【按语】 此例为头晕六味加味，随症加减治疗一个月后，头晕至今未见发作。头晕六味由党参、茯苓、淮山、芋肉、川芎、菊花组成，其中党参、茯苓、淮山健脾补中土，芋肉酸收养肝，川芎、菊花祛风止眩。此方为范文虎传世家方，治疗风眩头晕，疗效确切。

（张海斌整理）

肝　厥

"肝厥"病类似现代医学之高血压危象。今由笔者诊治一例重症肝厥症患者,经服药 15 帖,而达到诸症消失,行动如常,尚属少见,特作介绍,供临床参考。

【病例】

朱某,女性,50 岁,住宁波市江东黑风巷某号,门诊号70-71363。

【初诊】 1963 年 12 月 9 日初诊(出诊治疗)。

【病史】 由于病人呈昏迷状态,病史由其子代诉:家母素患高血压,经常有头痛、头晕,已数年。这次由于忧愁而起,发病已半月,先后在本市某医院及江东医院经中西医治疗,服西药血安平片,中药牛黄清心丸、紫雪丹等及方药数帖,无效,病状日甚。昨晚二时许,小便时突然两眼上翻,神志不清,继则呈半昏迷状,嗜睡,重喊则稍醒。刻见患者体质消瘦,发热,头痛且晕,面部潮红,昏迷嗜睡,大便三天未解,口干燥欲引饮,易怒,心悸,舌中焦,边尖红,脉弦紧左部数。血压 240/160mmHg。

【辨证】患者体质消瘦,素阴虚火旺,患高血压已多年。近因情绪忧郁,肝失调达而引起肝火上逆,参合脉症诊为"肝厥病"。证属阴虚火旺,肝阳上亢。

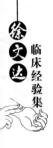

【治法】 滋肾阴,降肝逆。宜先以苦寒清降佐以急下存阴。

【处方】 增液承气汤合芩连等主之。

生地30克,玄参24克,麦冬24克,黄芩10克,川连3克,桑叶10克,菊花10克,生军10克(后入),元明粉10克(冲),生甘草3克。1帖。嘱煎大汤分次代茶徐徐饮服。

【二诊】 昨药后大便解两次,色黄硬,火逆下降,阴液见复,血压有降低趋势,神志稍清,能自言。主诉:头胀、头晕、胸闷、心悸,察舌苔中焦转润边尖仍红,脉弦滑左稍数。

处方:大生地30克,玄参15克,麦冬15克,丹皮5克,焦山栀10克,生白芍10克,黄芩10克,旋复花(包)10克,代赭石(先煎)18克,灵磁石(先煎)30克,槐花10克,杜仲10克,夏枯草10克,生军(后入)10克,生甘草3克。2帖。嘱绝对卧床,仍煎大汤分次代茶徐徐饮服。

【三诊】 服药后血压下降至200/120mmHg。大便日解一次,头胀头晕见瘥,神志全清,稍能坐起,唯多坐仍感头晕,面红见退,舌边尖红,脉弦滑左稍数,治法照旧。

处方:原方去生军、杜仲,加石决明(先煎)18克、桑寄生10克。4帖。

【四诊】 药后血压继续下降至180/100mmHg,诸症瘥,能起立,饮食、二便正常。原方加减,3帖。

【五诊】 血压降至正常(140/90mmHg),诸症消失,行动如常,嘱服原方5帖以巩固效果。病愈回乡居住,一年后随访未见复发。

【按语】　高血压危象是现代医学病名,在祖国医学上虽无此名,但类似症状已有详细记述。观察本病例的症状,诊断为中医的"肝厥病"。据谢观解释,"肝厥系肝邪张烘而厥也。此证多因平素阴虚肝旺,易于恼怒,偶有怫郁刺激,辄至手足厥冷呕吐昏厥不省人事"。

本例根据中医辨证论治法则治愈。患者体质消瘦,阴常不足,又肝阳久亢,阴液亏耗(久病阴液被邪热消烁将尽),故造成"水亏木旺"之证,有"上盛下虚"、"邪实正虚"之候,这时就得泻下与滋阴并用,祛邪而又扶正,为两全之计。故方中重用生地、玄参、麦冬滋阴增液,急补将竭之阴,所谓"滋水以涵木",配合硝黄泄热通便,使肝火下降,并有急下存阴之意,佐以芩连之苦寒以清肝火。方中之桑菊有平肝降压之用。二诊三诊原方随症加减,方中旋复花、代赭石、灵磁石为镇逆,桑寄生、夏枯草、槐花、杜仲、丹皮等药目前临床上广泛应用,被认为有降低血压之功。

高血压病有头晕欲倒者,笔者临床上常用三黄汤(大黄、黄连、黄芩)有良效,故在治疗本病例处方中亦用之。

(徐文达)

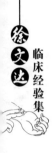

传染性肝炎

传染性肝炎患者在门诊中时有所见，特别是无黄疸型肝炎，外表看不出病症，但传染性很强。现将我们对该疾病治疗的几点认识小结如下。

一、中医对传染性肝炎的认识

传染性肝炎是现代医学的名称，中医没有这个病名。该病的主要症状有全身乏力、腹胀、食欲减退、肝区疼痛、便溏或便秘等，并且根据巩膜出现黄染和无黄染而分成黄疸型肝炎和无黄疸型肝炎两大类。中医则根据它所出现的证候群命名，有黄疸者属于中医的"黄疸病"范畴，无黄疸者属于"肝病"范畴，类似中医的"肝气"、"肝郁"、"肝火"、"肝胀"、"胁痛"等病症。

二、病因

黄疸型肝炎多是由于感染湿浊之邪或挟热、挟食。无黄疸型肝炎多与外邪有关，外感六淫，邪从外入而发病其中，以风和湿为主，内因与七情郁结、饮食生活失节有关，因为它们都可使脾胃不调，失去健运，肝木不得疏泄而发病。此外，先后天之素质禀赋较差，过度饮酒伤脾胃以及房劳肾亏则水不涵木，皆可使正气虚弱而易患此病。

三、病机

黄疸型肝炎因为湿浊内阻中焦,郁蒸脾胃,致脾壅肝郁,脾失运化,肝失疏泄,胆液不得下泄溢于皮肤,发为黄疸。无黄疸型肝炎我们认为是外感风湿由表入里,由于风易去而湿黏滞难祛,风去湿留,湿热交结,蕴蒸中焦不得发越而病。肝属木,其气喜条达疏泄,肝脏有病则湿热交结、气血不调,每拂其条达之气而使肝气郁结(肝郁气滞),肝木过盛乃克脾土,则出现胃肠症状。

四、临床分型

黄疸型肝炎分两型:(1)湿热型(阳黄)。(2)寒湿型(阴黄)。

无黄疸型肝炎分三型:(1)肝郁气滞型。(2)肝脾不和型。(3)气滞血瘀型。

五、辨证施治

(一)黄疸型肝炎

1. 湿热型(阳黄)

症见:眼巩膜黄染,有时皮肤发黄,尿少而赤如茶水,恶寒发热,口干烦渴,胸闷呕恶,便秘,右肋下隐痛或压痛,苔黄腻,脉弦滑或滑数。

治法:清热利湿。

方药:(1)偏热重,用茵陈栀子大黄汤加味。(2)湿

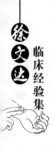
偏重,用茵陈四苓散加味。

【病例】

钟某,男,成年,制药厂工人。

【初诊】 1972年1月10日。

【病史】 患者发病两天,有肝炎病人接触史。平素体质强壮,近几天来出现纳差,胁痛,巩膜微黄。因同事间肝炎病人较多,随即进行肝功能检查,黄疸指数15 Iu,谷丙转氨酶500 Iu。来诊时见身体稍感乏力,胁痛,小便黄,胃纳减少,食后腹胀,巩膜发黄,苔黄腻,脉弦滑。

【辨证】 湿热型黄疸(阳黄)。

【治法】 清热利湿解毒。

【处方】 茵陈栀子大黄汤合四苓散加垂盆草、板蓝根。

【二诊】 随症加减,连服二十七天后体征逐渐减少,一月后肝功能复查正常。在治疗过程中曾出现重感冒(发高烧、咳嗽),两个月后肝功能复查仍全部正常。

2. 寒湿型(阴黄)

症见:皮肤黄,色暗晦不华,食欲不振,右肋及脘隐痛,腹胀,胸闷,大便溏稀,小便微黄,形寒肢冷,舌淡苔薄白腻,脉弦缓或沉迟。(多属阳黄失治而转为阴黄)

治法:宜温阳健脾祛湿。

方药:茵陈五苓散加味。

【病例】

张某,男,成年,下应东升大队人。

【初诊】　1972 年 2 月 8 日。

【病史】　患者于 1972 年 2 月 6 日发病,目黄乏力,腿酸腹胀,巩膜微黄。随即检查肝功能,黄疸指数 10 Iu,谷丙转氨酶 390 Iu。来门诊时体微乏力,腿软,腹胀,纳减,肝区胀痛,面色不华,小便赤,大便溏,苔薄白腻,脉弦缓。

【辨证】　寒湿型(阴黄)。

【治法】　健脾祛湿退黄。

【处方】　茵陈五苓散加垂盆草、鸡内金、丹参、香附。

【二诊】　连服 20 天,随症加减,症状渐渐减轻。2 月 28 号复查肝功能全部正常。再服二十天巩固,至今未发。

（二）无黄疸型肝炎

1. 肝郁气滞型

症见:乏力,胸闷,头晕,失眠,易怒,腹胀腹痛,纳差,唇红口干,苔薄舌边尖红,脉弦。

治法:疏肝调气。

方药:(1)丹栀逍遥散加减。(2)龙胆泻肝汤加减。

【病例一】

沈某,男,成年,电化厂工人。

【病史】　患者近期来自觉乏力,肝区痛,失眠,有肝炎接触史。检查肝功能,发现谷丙转氨酶 200 Iu。随即来门诊,当时体微乏力,失眠,口苦,肝区隐痛,腰酸,唇红口干,苔薄舌边尖红,脉弦。

【辨证】　肝郁气滞型。

【治法】　疏肝调气。

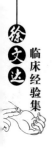

【处方】 丹栀逍遥散加垂盆草、板蓝根、丹参、香附。

【二诊】 连服十二天,诸症好转,复查肝功能正常,随即调理服药一月余。第二次复查肝功能全部正常。

【病例二】

吴某,女,成年,电化厂工人。

【病史】 患者来门诊诉口苦,身热,烦躁,头痛,腹胀,夜睡不安,多梦,大便闭,肝功能检查谷丙转氨酶200 Iu,苔薄微黄,舌尖红,脉滑数。

【辨证】 肝火旺盛。

【治法】 平肝清火解毒。

【处方】 龙胆泻肝汤加生军、垂盆草、板蓝根。

【二诊】 连服五天后大便通,热毒见清,随即改用八味逍遥散加味,连服二十天后,诸症好转,肝功能复查正常。

2. 肝脾不和型(脾困湿阻)

症见:右上腹不适,胸闷,恶心,食欲不振,食后腹胀,四肢乏力,大便稀溏,小便短黄,舌苔白腻,脉弦而滑。

治法:燥湿健脾疏肝。

方药:平胃四逆散加味。

【病例】

李某,男,成年,汽车制造厂工人。

【病史】 患者1973年11月1日发病,自觉胸闷、胁痛、呕恶。查肝功能发现谷丙转氨酶400 Iu。来诊时见体微有乏力,胸闷,呕吐,腹胀便溏,腰酸,苔薄白腻,脉缓。

【辨证】　肝脾不和,脾困湿阻。

【治法】　疏肝健脾利湿。

【处方】　平胃四逆散加焦山栀、茯苓、垂盆草、板蓝根。

【二诊】　服药一个月,肝功能正常,诸症消失。

3.气滞血瘀型(多见于迁延性肝炎并发早期肝硬化)

症见:肝区针刺样疼痛,肝脾肿大,胸闷,纳差,全身乏力,腹泻便秘交替出现,脸色灰暗,苔薄带青晦气或边有青紫条,脉见沉弦。

治法:平肝调气化瘀。

方药:膈下逐瘀汤加减。

【病例】

孙某,男,成年,制药厂工人。

【病史】　病者素有慢性肝炎伴早期肝硬化,经常住院休养。肝脾肿大,肝区刺痛,近复查肝功能发现谷丙转氨酶 560 Iu,麝浊试验 +++,面色不华,纳差,苔薄舌暗,脉沉弦。

【辨证】　气滞血瘀型(早期肝硬化)。

【治法】　平肝理气化瘀消肿。

【处方】　①膈下逐瘀汤加减。②平胃四逆散加丹参、香附、郁金、三棱、莪术、垂盆草、板蓝根。

【二诊】　上二方交替使用,连服二十七天,诸症好转,复查肝功能,谷丙转氨酶正常,麝浊 ++。服药调理一个月后,第二次复查肝功能正常。

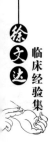

六、临床几点体会

（一）在肝炎活动期，即急性期（特别是肝功能化验谷丙转氨酶增高），我们处方中不论何型都应用垂盆草、板蓝根两种草药退谷丙转氨酶。

（二）肝炎病人以实证为多，初期治疗当以疏肝解毒为主。

（三）当肝功能检查正常后，应当调理，必须根据病人体质，如肝阴不足者当用归芍地黄汤加味，如脾阳虚者当用归芍六君子汤加味，此二者都须加用平地木、红枣。

（四）肝炎病人应该注意休息，这对缩短病程时间有很大的关系。

（五）病人必须注意饮食，不宜食酒及辛辣刺激食物，如大蒜、葱、姜、辣酱等。有腹胀症状者不宜多吃糖，"甘能令人满"，多食甜食则腹胀加重，特别是湿热型黄疸病人。

（六）肝肿大者必须加用鸡内金、鳖甲、三棱、莪术，或鳖甲煎丸。肝区疼痛者必须加用丹参、香附、郁金、桃仁、红花、蒲黄、五灵脂等以化瘀止痛。

（徐文达）

肝内胆管结石

肝内胆管结石阻塞而发黄病者,临床上亦常有所见。

笔者对本病的治疗,以清利肝胆为主,颇有疗效。举例如下。

【病例】
任某,男,22 岁,某公社,某大队。

【初诊】 1979 年 3 月 17 日。

【病史】 患者平素健康,于春耕开始感右侧胸胁不适,后来目黄溲赤。于 2 月 28 号至市内某医院就诊,诊断为肝内胆管结石,住院半月未见明显改善,转来我院门诊。时见面目深黄,肤黄作痒,腹部平软,肝脾未肿大,舌苔薄白,脉缓。

【辨证】 湿热郁于肝胆。

【治法】 清利肝胆湿热。

【处方】 茵陈、黄芩、石苇、生山楂、乌梅、川朴、茯苓、生甘草,白金丸 6 克(饭后吞服)。

【二诊】 患者以上方加减共进 37 帖后,诸症次第消失,唯感腰腿酸软,即以丹参、当归、炒白芍、川牛膝、赤豆、生甘草、陈皮等方药以善其后。随访至今,未再复发。

【按语】 本病甚者,可致胆汁性肝硬化腹水症,亦可

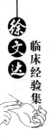

用清利肝胆法,但须加通利二便药物,如生军、玄明粉、泽泻之类。病后体虚者可酌予调补肝脾。有病中继发寒热往来者,须重剂苦寒清邪,如山栀、野菊花、蚤休之类。凡黄疸深者,配合白金丸见效较好。

(徐文达)

急慢性肾炎的辨证论治

笔者在门诊中运用中医"辨证论治"的原则，对急慢性肾炎各证的治疗，效果尚称满意。现举例如下。

【病例一】　风水证

王某，男，8岁。

【病史】　发病已5天，全身浮肿（自面部始，继则全身），按之有凹陷（面部特别肿，眼睛如条线，阴囊亦肿）。伴有恶寒，怕风，咳嗽，小便不利，大便少，舌苔淡白，脉浮滑。尿常规检查：蛋白+++、红细胞+、白细胞++、管型++、上皮少许。

【诊断】　急性肾炎。

【辨证】　风水证。

【治法】　祛风利水。

【处方】　麻黄、生白术、槟榔、苏叶、陈皮、生姜、郁李仁。

【按语】　由于风邪外袭，肺失清肃，则恶寒、怕风、咳嗽；肺气不宣，则水液内阻，故全身浮肿。膀胱气化失常，则小便不利，风水相搏，则诸症出矣。方中用麻黄、苏叶、陈皮、生姜，宣通肺气，祛风邪外出；白术健脾制水，槟榔利水消肿，郁李仁通便利水，合而使外邪祛、二便通，则风

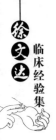

水自已。

【病例二】 湿热蕴肾证

戴某,女,成年,工人。

【病史】 发病已三天,尿频、尿急,腰酸胀重,四肢酸楚,头晕头胀,面浮身热,口苦胸闷,小便短赤,大便干燥,苔黄腻,舌质红,脉弦滑而数。血压 180/100mmHg。尿常规检查:蛋白 ++、红细胞 +++、白细胞 +。

【诊断】 急性肾炎。

【辨证】 湿热蕴肾证。

【治法】 化湿清热兼止血。

【处方】 生地、木通、草梢、淡竹叶、瞿麦、大小蓟、白茅根、赤苓、焦山栀。

【按语】 尿频尿急而赤,为湿热下注膀胱、输化无权所致。腰为肾之府,湿热犯肾,使二腰酸胀重感。肾病多使肝阳上升,故出现头晕、头胀、面浮。湿热熏蒸脾胃,引起胸闷、肢酸、身热、口苦。方用导赤散加味。导赤散专治湿火下注之证,有清热、降火、滋阴、凉血之功,加入赤苓、山栀利湿清热,白茅根、大小蓟清火止血,重用瞿麦乃取其有强力利尿消肿作用。

【病例三】 水湿困脾证

张某,男,成年,工人。

【病史】 发病已七天,全身浮肿,经常怕冷,胸闷,肢酸,纳呆,小腹胀满,小便短少,大便溏薄,身体重而困倦,舌质淡,苔白腻满布,脉滑。原有慢性肾炎史。尿常规检查:蛋白++、红细胞2—3个、白细胞少许、上皮少许。

【诊断】　慢性肾炎急性发作期。

【辨证】　水湿困脾证。

【治法】　温阳燥湿,利水消肿。

【处方】　焦白术、川朴、陈皮、甘草、猪苓、茯苓、泽泻、桂枝、荜澄茄、瘪竹、蒲中壳、附子。

【按语】　由于患者系漂染工人,经常水中作业,外湿入侵机会多,使水湿之邪,浸渍肌肤,日久脾阳被阻,而致水湿内停,故肢体浮肿;三焦决渎失司,所以小便短少;湿困脾胃,故身体重而困倦,纳呆,腹胀,胸闷,肢酸,久则脾虚,故便溏、怕冷。方用胃苓汤,乃温运健胃、化湿利水之主方,加附子、荜澄茄加强温化作用,用瘪竹、蒲种壳利水消肿。综合应用,使脾阳旺、运化健、气化足,则水湿分利。

【病例四】　邪热伤肾证

陈某,男,成年,农民。

【病史】　病起七天,发热,体温38.5℃。肢体浮肿,尿频尿急而赤,腰部酸,下垂感,肾区有叩击痛,口干,舌燥,舌质红,苔黄腻,脉弦数。血压160/100mmHg。原有慢性肾炎史。尿常规检查:蛋白++++、红细胞少数、脓球++、颗粒管型++、上皮少许。

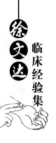

【诊断】 慢性肾炎急性发作期。

【辨证】 邪热伤肾证。

【治法】 清热解毒,利水消肿。

【处方】 知母、黄檗、生地黄、淮山药、萸肉、丹皮、茯苓、泽泻、银花、瞿麦、鲜茅根。

【按语】 邪热入里,日久灼伤肾阴,故口干、舌红而燥,腰酸伴下重感;肾火炽盛,影响膀胱气化,排尿不畅,故尿频、尿急更甚。方用知柏地黄汤,乃专治阴虚火旺之方,加入银花以清热解毒,用鲜茅根清火解毒凉血,瞿麦利水消肿,总目的为使火毒清、阴液足,诸症悉减。

【病例五】 脾虚湿困证

张某,男,成年,工人。

【病史】 两年前曾患肾炎,治愈。近感四肢乏力,腹胀便溏,食欲不振,时有痰涎,面部萎黄,面部及四肢轻微浮肿,腰酸,小便短少。化验小便常有蛋白 + ~ ++,舌质淡,苔白腻,脉缓弱。尿常规检查:蛋白 +、红细胞少数。

【诊断】 慢性肾炎。

【辨证】 脾虚湿困证。

【治法】 健脾化湿。

【处方】 党参、焦白术、茯苓、甘草、陈皮、姜半夏、生黄芪、防己、淮山药、米仁。

【按语】 由于脾虚日久,脾阳不振,而致湿聚为患。脾主四肢肌肉,脾虚则四肢乏力;湿困中焦,则腹胀、便溏，食欲不振；脾虚水湿内停，则肢体浮肿。脾为生痰之源，脾虚则痰涎生，又由于脾虚而便溏，营养暗耗，则血不华色，气不卫外，故面色萎黄。舌质淡，苔白腻，脉缓，也是脾虚水聚、阳气不运之证。方用六君子汤，专治脾阳虚弱之证，为补脾阳主方，加入黄芪益增脾阳之气，助强运化之力，防己行气利湿，淮山补脾肾，为治疗慢性肾炎常用药物。总的应用使脾阳旺盛，运化正常，则水湿自利，诸症得减。

【病例六】 脾肾两虚证

陈某，女，成年。

【病史】 两年前患肾炎，以后经常腰酸，久立更甚。时觉疲劳，重劳动后面部浮肿，脚亦肿。四肢乏力，面色㿠白。怕冷，纳差，消瘦，舌质淡，苔薄白，脉滑弱。小便化验经常出现蛋白。

【诊断】 慢性肾炎。

【辨证】 脾肾两虚证。

【治法】 温补脾肾。

【处方】 附子、肉桂、熟地黄、淮山药、萸肉、丹皮、茯苓、泽泻、炙黄芪、党参、焦白术。

【按语】 此病属久病虚证。脾阳虚则四肢乏力，面色㿠白，纳差；肾阳虚则腰酸、怕冷；脾虚不能制水，肾虚不能蒸化水液，导致水液的排泄发生障碍，引起肢体经常浮肿。舌质淡、少苔，脉沉弱均为脾肾阳虚所致。方用附桂

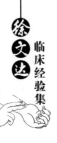
八味为温补肾阳主方,加入参术芪补气健脾,促进药力吸收,增加药效,使脾肾阳旺,气化畅运,诸症乃除。

【病例七】 中气虚弱证

吴某,男,成年,中学教师。

【病史】 原有肾炎史。两年多来身体消瘦,面色晄白,少气懒言,一节课后就感疲劳,纳差,全身乏力。下肢经常浮肿,腰部酸痛,小腹拘急,舌淡,脉细弱。尿常规检查:蛋白++,红细胞3—7只,白细胞、管型偶见。

【诊断】 慢性肾炎。

【辨证】 中气虚弱证。

【治法】 补中益气。

【处方】 炙黄芪、焦白术、陈皮、党参、柴胡、升麻、炙甘草、当归、淮山药、川断、菟丝子。

【按语】 中气不足则少气,懒言,全身乏力;气虚升清无力,水湿下注则下肢浮肿;由于病已两年多,使中阳不振,食少而消瘦;脾虚则肾亦虚,则腰酸,小腹拘急。方用补中益气汤能补气升阳,使中气充足,则脾阳旺盛,加入川断、菟丝子壮肾之品,以治疗肾虚之腰痛。人病此者常是先天不足,后天失调,久服上方能使真气充而诸症自消。

【病例八】 肾阳虚衰证

陈某,男,成年,职工。

【病史】　患慢性肾炎将近十年。怕冷肢寒,腰酸痛连背亦痛,并有下坠感。面色㿠白,下肢浮肿,小腹拘急,阳痿,夜尿次多而尿量少。

【诊断】　慢性肾炎。

【辨证】　肾阳虚衰证。

【治法】　温补肾阳。

【处方】　茯苓、焦白术、炒白芍、生姜、附子、淮山药、仙茅、胡芦巴、巴戟天、菟丝子。

【按语】　肾病已久,肾阳益亏,命门火衰,则形寒肢冷,腰酸背痛而坠;真阳不足,则阳痿、夜尿频;肾阳衰弱,不能鼓舞脾胃,则纳少而面色㿠白。方用真武汤壮肾中之阳。方中附子温补肾阳;术、苓补脾利水;加入巴戟天、仙茅、菟丝子,乃温补肾阳之药,相得益彰;重用淮山大补脾肾以固本;加入胡芦巴以温肾利水而消肿。《内经》曰:"急则治其标,缓则治其本。"又言:"治病必求其本。"上方温补肾阳乃治本之法也。

【病例九】　肾阴不足证

林某,女,成年,家务。

【病史】　原有慢性肾炎。疲劳则面部浮肿,心悸,腰酸,潮热,面赤,口舌干燥,大便干,小便少,夜有盗汗,体质消瘦,舌质绛,苔薄少津,脉虚数。尿常规检查:蛋白 +、红细胞 +。

【诊断】　慢性肾炎。

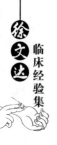

【辨证】 肾阴不足证。

【治法】 滋阴利水。

【处方】 车前子、怀牛膝、熟地黄、淮山药、萸肉、茯苓、丹皮、泽泻、苁蓉、黄精、炙龟板。

【按语】 患者久病,体质消瘦,腰酸,口舌干燥,乃肾阴不足,虚火上炎之证。阴虚则生内热,故潮热、面赤、大便干而盗汗出。肾阴不足,虚火上炎,故方用六味地黄汤三补三泻,加入车前子、牛膝以利水消肿,再加龟板、黄精、苁蓉,此乃增强补阴之力也。

【病例十】 心阳不足证

马某,男,10岁,学生。

【病史】 曾患慢性肾炎,出现过肾功能衰竭。现呈疲劳,全身浮肿,心悸,自汗出,动则气喘。小便不利,面色无华,口唇出现轻度紫绀。体温35.5℃,舌质淡白,少苔,脉沉细数。原有右髋关节结核病史。尿常规检查:蛋白+++、红细胞+、颗粒管型+、白细胞偶见。

【诊断】 慢性肾炎肾功能衰竭期。

【辨证】 心阳不足证。

【治法】 回阳固脱。

【处方】 高丽参、附子、肉桂、淮山药、杞子、焦白术、茯苓、炙甘草。

【按语】患者因久有肾病,今致心阳虚衰,因而出现心悸、自汗出、气喘促、唇紫绀等心阳不足现象,故体温下降，脉现沉而细数，这种证候即有虚脱危险。心阳不足当回阳固脱以救危证，故方用参附为主，用肉桂温血脉以强心，并能引火归源；白术、茯苓健脾利水以消肿；重用淮山、杞子补脾肾以调和阴阳使心气得复，转危为安，然后从长调理。

体　会

急慢性肾炎属于祖国医学的"水肿"、"水气"、"虚劳"等病症范畴，症状变化多，辨证必须明确，方能收到理想之疗效。

急性肾炎多属实证，"正盛邪实"，临床上必须以驱邪为主，逐水消肿，退热利湿。药物以茅根、瞿麦为常用。

慢性肾炎多属虚实交错，或偏于虚证，多所谓"正虚邪实"、"正虚邪衰"，治疗必须"功补兼施"或"补正驱邪"同用，偏虚者以"扶正"为主，药物以淮山、党参、白术、黄芪、熟地为常用之品。

小便化验中出现蛋白不消失者，应以辨证论治方法而消除之，非固定之药物所能治疗。湿热为主者当用银花、茅根、瞿麦；脾虚者当用黄芪、党参；胃寒者当用荜澄茄；肾虚者当用淮山、苁蓉等以消除尿中蛋白。

急慢性肾炎在病程演变中不是单一的一证，而是两证随时出现或合并出现，辨证中应详细分辨，方不致误。

临床上治疗水肿病一般以肺、脾、肾三脏为主，相互有密切联系，但在后期或疾病危重期，必须考虑到心脏，

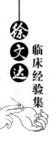

以防不测。

　　肾病患者的饮食和休息应当注意,特别是盐,早期必须禁忌,临床上不注意而多致反复。

　　恢复肾功能者以白参为好,白参有益气养阴之力。临床上一般肾功能衰弱者以肾阴不足、肾阳偏亢者居多,白参性偏凉,红参偏温,故白参较红参为好。其次,白参可滋养心气,心气旺则肾气足,功能得以恢复。白参价较红参为廉,货源亦较红参为多。

（徐文达）

肾炎尿毒症一例

【病例】

马某,男,9 岁,住宁波市江东华严街。

【初诊】 1972 年 10 月 10 日。

【病史】 患者水肿已三月,经某医院住院治疗,诊断为急性肾炎并发尿毒症。血检:非蛋白氮 140mg%,二氧化碳结合力 20 容积 %。病势危急,但不愿做透析疗法,而自动出院,转来治疗。当时患儿面色㿠白,眼、脸及全身浮肿,四肢厥冷,头痛,呕恶,小便癃闭。体温 39.3℃,双侧扁桃体 Ⅱ 度红肿。尿检:蛋白 +++、颗粒管型 +、脓细胞 +、红细胞少许。诊脉细数,察舌质淡红,苔薄白。

【辨证】 关格,三焦阻塞。

【治法】 通利为先。

【处方】 槟榔 12 克、紫苏 9 克、陈皮 6 克、干姜 6 克、桂枝 3 克、茯苓皮 3 0 克、猪苓 9 克、车前子(包)18 克、郁李仁肉(研吞)10 克。

【二诊】 服药后,当天腹泻如注,连下数十次,偶有腹痛,次日体温下降至 36.8℃。连服 3 剂,全身浮肿均退,小便已能自利,出现咳嗽、神疲,脉转缓和,舌象如前。病势较前有所好转,治当标本兼顾。方用知柏地黄汤去丹皮,加川牛膝、车前子、银花、地骨皮、槟榔、荜澄茄。

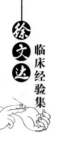

【三诊】 服 3 帖,浮肿全退,大便仍日 10 余次。全身疲乏,不能站立,两耳失聪,呈现一派邪祛正衰欲脱之象。乃以独参汤固正,用别直参 3 克煎服,并于原方中去知、柏、槟榔、银花、荜澄茄,加当归、龙眼肉。

【四诊】 2 帖后,精神得振,胃纳增强,面转红润,尿利肿退。续服 3 帖,危象见除,改以温阳利水法,真武汤加当归、泽泻、车前子、红枣。

【五诊】 服 5 帖,改服金匮肾气丸善后,追访一年后,因意外溺水死亡。

【按语】 尿毒症,是肾功能衰竭的临床表现,祖国医学中虽没有这一病名的记载,但对于尿毒症的主要症状 —— 小便不通和呕吐两者已有了较明确的认识,分别列于关格、癃闭、水肿等门类之中,对其危重性和预后较差等有较详细的记载。该症主要由于机体分清泌浊的机能发生障碍,正常的排泄通道受阻,湿浊不能渗入膀胱而不能排出,而导致癃闭,常危及生命。本例初诊时,呕恶、癃闭,呈现一片关格险象,此时若单一利尿难以获效,须当兼用通腑排浊,使湿邪通过大肠排泄方能见功。为此,徐老选用《沈氏尊生书》方槟苏散去香附、木瓜、甘草、葱白,合《伤寒论》方五苓散去术、泽,加郁李仁肉、车前子,以泄降渗利、温阳化气。药后肾、肺、脾的功能得到调整和加强,从而使血中非蛋白氮、尿素氮等明显下降,危急症状明显改善。

(冯立毅整理)

淋　证

《内经》曰："膀胱者，州都之官，津液藏焉，气化则能出矣。"膀胱位居最下，全身水液经五脏六腑气化代谢后产生的废水，蓄存于膀胱，排出体外就是尿液。尿液的生成与排泄，跟五脏六腑的功能状态有关，特别与肾最为密切。膀胱与肾互为表里，膀胱之气化全赖肾气之蒸腾。因此，明朝张介宾在注释"肾者，胃之关也"时指出："肾主下焦，开窍于二阴，水谷入胃，清者由前阴而出，浊者由后阴而出。肾气化则二阴通，肾气不化则二阴闭；肾气壮则二阴调，肾气虚则二阴不禁……"

内而五脏六腑健运，外无秽浊之邪下侵，则膀胱气化正常，而无淋证之患。反之房劳伤肾，劳思伤心，劳力伤气，恼怒伤肝，饮食不节伤脾胃，秽浊下侵膀胱酿湿热等，都可引起小便淋沥不宣频数涩痛之病，统称为淋证。淋证有热淋、气淋、血淋、膏淋、石淋、劳淋等多种分类。小便排出沙石者为石淋；小便浑浊如脂膏者为膏淋；小便红赤或挟有血块者为血淋；气滞不通，水道阻塞，小腹胀满者为气淋；小便炽热刺痛者为热淋；小便淋滴不尽，遇劳即发为劳淋。诸淋有虚有实，有缓有急，但其病机要害均为膀胱气化失常，病位主要在膀胱和肾。因此《诸病源候论》指出："诸淋者，由肾虚而膀胱热故也……肾虚则

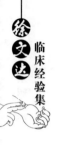

小便数,膀胱热则水下涩,数而且涩,则淋漓不宣,故谓之淋。"

　　徐老认为,治疗淋证,当分虚实。实证:湿热蕴结膀胱者,用八正散加减治之;心热遗肠、小便赤红者,用导赤散加味治之;肝气郁结、膀胱气化不利者,用逍遥散加减治之;湿热蕴结、煎熬尿液结成沙石者,用徐老自拟排石汤治之;湿热蕴结、气滞血瘀者,用血府逐瘀汤加减治之;脾胃湿热下注、淋下浊液如膏者,用程氏草薢分清饮加味治之。虚证:劳力伤气、气虚下陷、膀胱气化无权者,用补中益气汤合五苓散加减治之;房劳伤肾、膀胱气化无权者,用济生肾气汤加减治之;肾阴亏虚、虚火伤络、尿中带血者,用知柏地黄汤加味治之。如上所述,淋证虽有虚实之分,但虚可至实,实可转虚,临床中虚中夹实、实中夹虚病例相当多见。医者贵在临证变通,权衡治之,不可执一而论。

　　以下摘录徐老治疗淋证的典型病例,以明其处方用药之特点。

【病例一】

林某,女,30 岁。

【初诊】 2011 年 5 月 9 日。

【病史】 患者平素体健,一周前出现尿频、尿急,小便灼热刺痛。体温 38℃。尿常规:镜检白细胞 +++、镜检红细胞 ++。西医诊断为急性尿路感染。经过对症治疗后,体温正常,尿频、尿急、尿痛未见明显好转,故寻求中医药治疗。刻见面色红,大便三天未解,小腹胀急不舒,尿频数,小便时有灼热感,苔黄腻质红,脉滑数有力。

【辨证】　膀胱湿热。

【治法】　清热利湿,泻火通便。

【处方】　瞿麦 30 克　　　萹蓄 15 克　焦山栀 10 克
　　　　　滑石(包)30 克　通草 10 克　生甘草 5 克
　　　　　车前子(包)15 克　　　生大黄 10 克(后下)
　　　　　鸭跖草 20 克　广木香 6 克

【二诊】　上方服用 7 帖后复诊。诸症消失,复查尿常规正常。于是予原方改生大黄为制大黄,巩固治疗一周,痊愈。

【按语】　自古实证易已,虚证难疗。此患者正气不虚,外感秽浊之邪,酿成膀胱湿热,徐老用八正散加味治之,证情明确,用方得当,故能药到病除。鸭跖草,甘、寒、无毒,有清热利尿、凉血解毒作用,对尿路感染作用良好,为徐老治疗淋证常用草药。

【病例二】

叶某,男,45 岁。

【初诊】　2011 年 6 月 6 日。

【病史】　患者近日因工作操劳出现尿频、尿急,小便时尿道有轻微刺痛感,小便末段血尿,病起两天。尿常规:镜检红细胞 ++++、镜检白细胞 ++。口干口臭,心烦失眠,

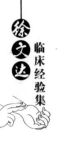

纳食一般,舌边尖红赤,苔薄腻,脉弦数。

【辨证】 心热移肠,下注膀胱,迫血妄行。

【治法】 清心泻火,利尿通淋。

【处方】

生地 30 克	淡竹叶 15 克	通草 10 克
生甘草 5 克	小蓟 15 克	白茅根 30 克
瞿麦 30 克	萹蓄 15 克	藕节炭 10 克
大蓟 15 克		

【二诊】 上方服用 7 帖后复诊,尿频、尿急大减,睡眠有好转,胃脘稍有不适,苔薄腻,舌质红,脉弦数。于是原方加上陈皮、半夏,再进 7 帖,服完复查尿常规正常,告愈。

【按语】 淋证以尿中挟血者为血淋。心与小肠为表里,心经之热盛则下移于小肠,小肠分清泌浊,其热经水液传导下注膀胱,迫血妄行而成血淋。本案处方以导赤散加味治疗,导赤散泻心经之热从小便而出,正好与本例患者病情合拍。

【病例三】

葛某,女,37 岁。

【初诊】 2011 年 4 月 4 日。

【病史】 患者系中学教师,由于一次上课时长时间憋尿,出现尿频。以后每当上班就会出现尿频、尿急,有时上课至一半,也会去上厕所。休息天尿频、尿急自动好转,尿常规检查正常,故来寻求中医药治疗。刻见面色青黄,情绪易激动,尿频时有小腹胀满,经前乳房作胀,睡眠浅而多梦,苔薄白,舌质暗红,脉弦数。

【辨证】 肝气郁结,膀胱气化不利。

【治法】 疏肝理气,利尿通淋。

【处方】 柴胡 10 克　　炒白芍 12 克　　当归 12 克
　　　　　焦白术 12 克　　瞿麦 30 克　　　萹蓄 15 克
　　　　　茯苓 15 克　　　香附 10 克　　　乌药 10 克
　　　　　淮小麦 30 克　　佛手 12 克　　　香橼皮 12 克
　　　　　炙甘草 5 克

【二诊】 上方服用 7 帖后复诊,尿频症状好转。月经昨天至,经色较黑,量少,舌脉如前。予原方加上鸡血藤 30 克,再进 7 帖,尿频、尿急消失,徐老嘱以逍遥丸常服善后。

【按语】《医宗金鉴·册补名医方论》注逍遥散曰:"盖肝性急善怒,其气上行则顺,下行则郁,郁则火动而诸病生矣。故发于上,则头眩、耳鸣而或为目赤;发于中,则胸满、胁痛而或作吞酸;发于下, 则小腹疼疝而或溲溺不利。"此言肝郁为病之状,发于下者可见小腹胀疼而溲溺不利,正是气淋之病。本案徐老用逍遥散加味治疗,甚合古意。

【病例四】

章某,男,35 岁。

【初诊】 2011 年 6 月 27 日。

【病史】 患者右腰部疼痛四天。四天前患者在无明

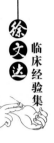

显诱因下,出现右腰疼痛较剧,伴见右下腹部疼痛,尿频,尿急,排尿不尽,可见肉眼血尿。西医确诊为双肾多发小结石,右输尿管中段结石 0.7cm×0.5cm。经对症治疗后,疼痛缓解,但仍有不适。西医建议结合中医治疗。刻见面色苍白,右腹疼痛,小便黄赤,淋漓不畅,苔白腻,舌偏红,脉细数。

【辨证】 湿热酿石,瘀阻下焦。

【治法】 清热利湿,行瘀排石。

【处方】 广金钱草 30 克　郁金 15 克　海金沙 15 克

　　　　 鸡内金 10 克　　石韦 30 克　　瞿麦 30 克

　　　　 冬葵子 15 克　　王不留行 15 克

　　　　 泽泻 10 克　　　石见穿 15 克

【二诊】 上方服用 7 帖后复诊,腰腹疼痛消失,小便转清,排尿舒畅,但觉腰酸困乏,苔薄腻,舌质淡红,脉如前。徐老以自拟排石汤(即上方)加上生黄芪 30 克、川断 15 克、杜仲 15 克,再进 7 帖,临床症状消失。B 超复查:双肾多发小结石,右输尿管中段结石已不见。患者因怕吃中药,没有继续治疗。

【按语】 输尿管结石易治,肾内结石难治,肾内多发结石更难彻底治疗。盖结石之成因,大多因为饮食不节,中焦湿热下注,煎熬尿液,久而结为沙石。需医患密切配合,长期治疗方可根治。

【病例五】

罗某,男,30 岁。

【初诊】 2011 年 7 月 11 日。

【病史】 患者因小腹胀满,会阴部坠胀,尿道灼热排尿不畅,去医院泌尿科检查,诊断为慢性前列腺炎。经治疗效果不明显,故寻求中医治疗。刻见面色暗,小腹胀痛拒按,常在生气后小腹胀痛更甚,舌暗红边有瘀斑,苔薄腻,脉涩。

【辨证】 湿热下注,气滞血瘀。

【治法】 活血化瘀,清热利湿。

【处方】

桃仁 10 克	红花 6 克	当归 12 克
川芎 6 克	生地 15 克	柴胡 10 克
赤芍 10 克	枳壳 10 克	清甘草 5 克
桔梗 6 克	川牛膝 10 克	乌药 10 克
荔枝核 15 克	橘核 10 克	蒲公英 30 克
鸭跖草 20 克		

【二诊】 上方服用 7 帖后复诊,诸症好转。徐老以上方为基础加减治疗两个月,痊愈。

【按语】 本案以小腹胀满、小便淋漓不畅为主症,属气淋范畴。情志拂郁,所愿不遂,而致湿热瘀滞阻于下焦。徐老以血府逐瘀汤治疗气滞血瘀型慢性前列腺炎,疗效良好。

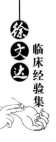

【病例六】

姚某,女,42岁。

【初诊】 2011年7月25日。

【病史】 患者平素喜食肥甘之品,一周前出现小便混浊,色白如米泔水,伴见尿频、尿道涩痛,西医诊断为乳糜尿。因治疗效果不明显,来寻求中药治疗。刻见小便色白有乳状样物排出,排尿不畅并有涩痛灼热感,小腹稍有胀满,舌质红,苔黄腻,脉滑数。

【辨证】 脾胃湿热,下注膀胱。

【治法】 健脾化湿,分清秘浊。

【处方】

焦白术12克	丹参30克	茯苓15克
金樱子30克	鸭跖草20克	乌药10克
瞿麦30克	萹蓄15克	黄檗10克
车前子15克	石菖蒲15克	芡实15克
萆薢12克		

【二诊】 上方服用7帖后复诊,诸症好转,效不更方,原方再进7帖,痊愈。

【按语】 本案为膏淋实证,多食肥甘,脾胃湿热内蕴,小肠分清泌浊功能受损,下注膀胱,酿成此证。徐老用程氏萆薢分清饮加鸭跖草、瞿麦、萹蓄清利湿热,加乌药理气消胀,加金樱子、芡实固涩精微物质,临床实效良好。

【病例七】

杜某,女,50岁。

【初诊】 2011 年 8 月 15 日。

【病史】 患者五年前曾有憋尿经历,后常在疲劳后出现尿频、尿急、尿淋漓不尽,伴见小腹坠胀感。一周前,又因操劳过度出现尿频、尿急、尿不尽现象,故来中医处求诊。刻见面色萎黄,双唇无华,神疲乏力,纳寐尚可,小腹及会阴部有下坠感,苔薄白,质淡红边齿痕,脉细弱。

【辨证】 中气下陷,膀胱气化无权。

【治法】 补中益气,化气通淋。

【处方】

炙黄芪 30 克	党参 30 克	焦白术 12 克
炙甘草 5 克	陈皮 10 克	当归 12 克
升麻 10 克	柴胡 6 克	桂枝 3 克
茯苓 15 克	猪苓 10 克	泽泻 10 克

【二诊】 上方服用 7 帖后复诊,尿频、尿急明显好转,尿淋漓不尽消失,苔脉如前。于是以上方去猪苓、泽泻,加上桑螵蛸、覆盆子各 15 克,再进 7 帖。

【三诊】 临床症状全部好转,徐老配以补中益气丸善后。

【按语】 内伤劳倦,气虚下陷,膀胱气化无权,此为劳淋。徐老以补中益气汤合五苓散治之,屡见其功。然虚劳之病非一时一刻就能彻底治愈,医药补养之外,尚需患者精心养护。

【病例八】

金某,女,82 岁。

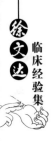
【初诊】 2011年11月21日。

【病史】 患者夜尿频多已有数年,近一月来白天也见尿频、尿急,尿后余沥不尽,常淋湿内裤,为此非常苦恼。经西医检查,未发现明显器质性疾病,特寻中医诊治。刻见面色㿠白,小便清长,小腹坠胀,形寒肢冷,腰痛酸软,纳少便溏,苔薄少,舌质淡白,脉沉细。

【辨证】 肾阳虚衰,膀胱气化无权。

【治法】 温补肾阳,化气通淋。

【处方】
附子6克	熟地30克	芋肉15克
川断15克	桂枝5克	淮山药30克
丹皮10克	泽泻10克	茯苓15克
覆盆子15克	桑螵蛸10克	杜仲15克

【二诊】 上方服用7帖后复诊,尿频好转,尿湿内裤未再发生,苔脉如前。效不更方,予原方加上党参、炒白术、当归,以求脾肾同治。如此调养2个月,诸症好转。

【按语】 命门火衰,上不能温养脾土,下不能禁守二便。本案老妇年高体衰,正是此候,故徐老用金匮肾气丸加味以助肾气蒸腾,则膀胱气化有权。

【病例九】

姚某,女,54岁。

【初诊】 2011年6月20日。

【病史】 患者有尿路感染病史二十余年,每年都会发作一两次,发作时常见小便灼热、小腹酸胀、尿频数等症状。两天前因操劳过度出现尿频、尿灼热疼痛，前来就诊。刻见口干舌燥，腰膝酸软，尿中带血，量少不畅。尿常规示：镜检红细胞++、镜检白细胞+，舌红苔薄腻，脉细数。

【辨证】 阴虚火旺，膀胱蕴热。

【治法】 滋阴降火，清热通淋。

【处方】

生地 30 克	芋肉 12 克	丹皮 10 克
麦冬 10 克	通草 10 克	淮山药 30 克
泽泻 10 克	茯苓 15 克	淡竹叶 15 克
鸭跖草 20 克	知母 10 克	黄檗 10 克
白茅根 30 克	大蓟 10 克	小蓟 10 克

【二诊】 上方服用 7 帖后复诊，尿灼热、尿频好转，大便溏薄，腰酸痛，舌脉如前。予原方加上炒白术、米仁、杜仲、川断，再进 7 帖。

【三诊】 诸症消失，后改为归芍六味加党参、白术调理数月，痊愈。

【按语】 膀胱积热，日久伤阴，阴亏则火旺，火旺则络伤。两阳相并，则病好无期。徐老先以知柏地黄汤合导赤散清热降火，火热伏后，即补脾益肾，以求培本固元。阴平阳秘，则病患自已。

（张海斌整理）

159

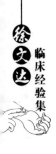

乳糜尿两例

【例一】

张某,男,65岁,园艺工人,于1979年9月1日入院。

【主诉】 尿频尿急尿痛、小便如米泔水样已一月。

【现病史】 患者8月3日出现尿频尿急尿痛,排尿后,尿道处有烧灼感,并有余沥,小便呈淘米泔水样,尿量较少时小便较为稠黏,经西医化验诊断为乳糜尿,应用青链霉素、呋喃唑啶等治疗一旬余而病情未见好转,小便化验也无改善。近一旬来感乏力,消瘦,来门诊而收治入院。入院诊断:(1)乳糜尿(原因待查)。(2)前列腺炎。(3)尿路感染。经中医诊视,其舌质红根黄腻,脉滑,辨证为膏淋,肾阴不足、湿热内蕴所致。治拟滋养肾阴、清热利湿佐以通淋止血。

【处方】 知母、黄檗、生地、茯苓、泽泻、淮山药、丹皮、萹蓄草、荆芥、白茅根、瞿麦、藕节炭、大小蓟,后又加服糯稻根60克煎汤代水。服上药13帖。尿检:蛋白痕迹、红白细胞偶见,余正常,乳糜尿消失,尿清。又服调理脾肾药15帖。住院共29天,痊愈出院。

【例二】

曹某,男,50岁,拖拉机厂工人,于1980年5月27日入院。

【主诉】　左下腹部及左侧睾丸作胀，已两三个月，尿频尿急感半年，小便色白，时有乳白状样物排出已一年余。

【现病史】　患者于两年前（1978年春节）去山东出差，旅途疲劳后引起发热，继则出现尿色白如米泔水样，因当时自觉健康，无明显不适，所以未及时治疗。1979年以来尿如米泔样加重，有时稠黏如浆状，平时左小腹及左侧睾丸感胀，近三个月复感尿频尿急，在厂医务室就诊，又去市三院治疗诊为慢性肾炎，用过庆大霉素等。本月22日去市二院门诊，尿常规检查：蛋白++、红细胞+++、白细胞偶见、乳糜尿强阳性，诊断为乳糜尿（原因待查）。27日来我院门诊，尿检查：蛋白++++、红细胞+++、白细胞偶见。诊断为乳糜尿、肾炎待排而收治入院。

住院后西医诊断为：（1）乳糜尿（原因待查）。（2）丝虫病？（3）肾炎待排。中医诊治：症如上述，见舌质淡红少苔，脉滑。证属肾阴虚损，下焦湿热，辨病为淋证，属膏淋、血淋。急则治标，以化湿浊、清热通淋止血为先。

【处方】　荆芥、石菖蒲、通草、瞿麦、萹蓄、焦山栀、白茅根、大小蓟、芦根、荔枝核。

连服6帖后，上午尿清，至下午尿浊。小便化验：乳糜尿（-），尿常规正常。舌苔薄边尖齿痕，脉缓。辨证为脾虚生湿，湿注下焦。治以健脾化湿法，原方加白术、淮山、米仁。其间因疲劳，夜睡不安，查尿又出现蛋白+++、红细胞+++、白细胞+。原方加配糯稻根60克煎汤代茶。

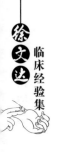

一周来，晨起尿清，下午较浊，舌质胖，苔薄腻，脉缓。辨证为脾虚有湿，运化失职，治拟健脾化湿，佐以助运固涩。

方用炙黄芪、焦白术、陈皮、升麻、柴胡、党参、炙甘草、当归、米仁、覆盆子、益智仁、桑螵蛸、红枣。

连服 11 帖后情况好转，随症改服脾肾双补之剂，方用归芍地黄汤加党参、白术，有时并加入通络之品如留行子、钻地风、炮山甲之类。药后小便基本已清，尿常规检查正常，住院 62 天。出院诊断：慢性肾炎、乳糜尿（原因待查）。经治疗，乳糜尿转阴性，尿常规正常，症状消失而出院。

体 会

乳糜尿是临床上多种疾病中的一个症状。中医认为，症见小便频数短涩，滴尿刺痛，欲出未尽，小腹拘急，或痛引腰，属祖国医学淋证范畴。

例一患者年老、乏力、消瘦而出现尿频、尿急、尿痛，尿如米泔水样，舌质红，故辨证为肾阴不足而湿热内壅。治则以滋养肾阴、清热利湿，佐以通淋止血而获病愈。例二同是尿如米泔样而病久，虚实相夹，故其治疗当先治实而后治其虚，先用荆芥分清饮加减以清利其湿热，分清化浊，实证去而虚证显现，随用补中益气汤健脾化湿，归芍地黄汤加味滋肾固涩而收功，此乃辨证论治之法则。同时在治疗中配合应用糯稻根煎汤代茶。该药性味甘平，为固涩剂，临床上常用于止汗。近年来有糯稻根配红枣

162

治疗丝虫病的报道，故对乳糜尿患者可配合应用，实有益而无害也。

（本文由徐文达老师和宁波中医院杜伟等医师共同撰写）

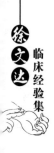

腰　痛

腰痛之病,历代医家多有论述。早在《内经》指出:"腰者,肾之府,转摇不能,肾将惫矣。"这句话阐述了腰痛与肾虚的密切关系,至今指导着我们的临床实践。而后张仲景提出"肾着"之病的概念,指出:"腰以下冷痛,腹重如带五千钱,甘姜苓术汤主之。"这又丰富了腰痛的临床治疗。至清代,腰痛的辨证论治已十分完备。《医宗金鉴》指出:"腰痛肾虚风寒湿,痰饮气滞与血瘀,湿热闪挫凡九种,面忽红黑定难医。"《医宗金鉴》在总结前人的基础上,提出了腰痛的九种病因病证,并给出了相应的方药,指出腰痛极甚,而面色忽红忽黑是心肾交争,为难治之症,这些都有很高的临床参考价值。

徐老认为腰痛以"湿"与"虚"最为多见,湿有风湿、寒湿、湿热之分,虚有脾虚、肾虚之别。总的说来,腰痛以虚为本,纵有外邪侵袭,也是因虚而邪气客之。邪气盛时必须祛邪,邪气散后则应补肾。补肾之法,或直接补肾阴、肾阳,或补后天以实先天。

徐老治疗腰痛,博采众方,灵活运用,每获良效。如腰痛伴酸胀重着,阴雨天症状加重,或伴四肢关节酸痛,起病较急者,此为风湿腰痛,用甬城陆银华老先生遗方川羌活汤加减治之;如腰痛重着,僵硬,久卧痛甚,起床活动后减轻，苔白腻者，此为寒湿腰痛，用范文虎家方腰痛五味加减治之；如腰部酸痛重着，腰间发热，小便黄赤，苔黄腻者，此为湿热腰痛，用四妙汤加减治之；如体位不正，用力不当致腰部扭挫者，徐老用民间验方桃仁白芥子散加减治之；如风寒湿邪，久浸腰府，气血已虚者，用独活寄生汤加减治之；如腰痛酸软重坠，神疲乏力，劳力后胀痛加重，脉弱无力者，此为气虚腰痛，用归芍六君汤加减治之；如腰痛欲折，五心烦热，舌红少苔，脉细数者，此为肾阴虚，用归芍六味汤加减治之；如腰间疲软冷痛，伴见夜尿频多，小便清冷，脉沉细无力者，此为肾阳虚，用金匮肾气汤加减治之。

以下摘录徐老治疗腰痛的典型病例，以明其处方用药之特点。

【病例一】

林某，男，35 岁。

【初诊】 2011 年 5 月 9 日。

【病史】 患者平素体健，因从事水产养殖工作，经常在水中作业。近一周来出现腰部酸胀，阴雨天则加重，自用风湿伤膏贴敷后，症状有所缓解。苔薄腻，脉弦有力。

【辨证】 风湿腰痛。

【治法】 祛风湿，通络强腰。

【处方】 羌活 10 克　　防风 10 克　　秦艽 10 克

海风藤 15 克　木瓜 10 克　　五加皮 15 克

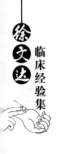
细辛 3 克　　　威灵仙 12 克　独活 10 克

杜仲 15 克　　　川断 15 克

【二诊】 上方服用一周后复诊,腰痛缓解。于是用原方加狗脊、桑寄生,再服 7 贴。

【三诊】 脉和缓,腰部已无不适。恐其再发,徐老改用独活寄生汤善后。

【按语】 此例徐老先用陆氏川羌活汤(羌活、防风、海风藤、木瓜、五加皮、川断、细辛、秦艽)加减以祛风湿,后用独活寄生汤补气血,强腰善后。这体现了他治疗腰痛的一贯思想,即腰痛以虚为本,以邪气为标。

【病例二】

章某,女,40 岁。

【初诊】 2011 年 6 月 13 日。

【病史】 患者腰酸痛已有数年,因症状轻微,时好时坏,未予积极治疗。近两个月来,腰酸痛有所加重,特别是早晨起床前为甚,伴见重着,僵硬感,起床活动后症状明显减轻。舌淡红苔白腻,脉沉缓。

【辨证】 寒湿腰痛。

【治法】 健脾化湿,温阳通络。

【处方】 生白术 20 克　　茯苓 15 克　　米仁 30 克

桂枝 10 克　　　车前子 10 克　杜仲 15 克

川断 15 克

【二诊】 上方治疗两周后,腰痛缓解。徐老用归芍六君子汤加杜仲、川断补骨脂以求治本。

【按语】 此例病案病机为脾虚寒湿下注入肾困腰,临床十分常见。腰痛以日轻夜重、动轻卧重、苔白腻为辨证要点。徐老用范文虎家方腰痛五味(白术、米仁、茯苓、桂枝、车前子)加以治疗,疗效颇佳。

【病例三】

李某,男,46 岁。

【初诊】 2011 年 7 月 11 日。

【病史】 患者平素喜烟酒肥甘之品,体形偏胖。近半年来腰痛逐渐加重,腰部有沉重感,久坐后更加明显。小便黄赤,小便后间有精浊滴出。苔黄厚腻,舌质暗红,脉弦数。

【辨证】 湿热腰痛。

【治法】 清化湿热。

【处方】
黄檗 12 克	苍术 15 克	米仁 30 克
怀牛膝 15 克	木瓜 10 克	杜仲 15 克
独活 10 克	生白术 15 克	茯苓 15 克

【二诊】 上方服用 50 余帖,舌苔始转薄腻,腰痛缓解。徐老改用六君子汤加黄檗、苍术、杜仲、川断善后,并嘱其戒酒,吃清淡食物。

【按语】 湿热腰痛,得之醇酒厚味,脾胃内伤,湿热下注。如久久不愈,则恐成痿症。治之之法,不外清化湿浊、补脾强腰,早治易愈,晚则为难治之症。

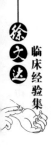

【病例四】

邱某,男,40岁。

【初诊】 2011年10月17日。

【病史】 患者为货车司机,有时需亲自装卸货物。前年因用力不当,导致腰部闪扭,疼痛拘急,不能直立行走,经针灸治疗后康复,但一不小心又会闪伤。近又因闪扭,腰痛三天,来诊时弯腰不能直行。舌质暗红,舌下静脉紫暗,脉细涩。

【辨证】 血瘀腰痛。

【治法】 活血通络,行气止痛。

【处方】 桃仁15克　　白芥子15克　细辛3克
川断15克　　当归10克　　泽兰10克
三七6克(粉吞)

【二诊】 上方服用一周,腰痛痊愈。徐老改用六味地黄丸补肾强腰以善后。

【按语】 大抵闪扭腰伤,以活血行气为治疗原则。徐老用民间验方桃仁白芥子散加味治疗,每获良效。

【病例五】

徐某,男,65岁。

【初诊】 2011年7月4日。

【病史】 患者已患腰痛多年,每因天气变化或劳累后腰痛加重。CT提示:腰椎间盘突出,腰椎退行性改变。来诊时自诉腰痛酸胀牵及两侧大腿,行动不便。苔薄白,舌质淡,脉细弱。

【辨证】 风寒湿痹阻经络,气血两虚。

【治法】 祛风湿,益气血,补肝肾。

【处方】

独活 10 克	桑寄生 15 克	防风 10 克
秦艽 10 克	细辛 3 克	桂枝 6 克
党参 30 克	茯苓 15 克	生甘草 6 克
川芎 6 克	当归 10 克	炒白芍 10 克
熟地 30 克	杜仲 15 克	怀牛膝 15 克

【二诊】 上方服用两周后,患者腰痛缓解。只是比较怕冷,大热天也不敢开空调。徐老于原方基础上加黄芪、巴戟天、肉苁蓉,再进两周,诸症好转。

【按语】 腰椎间盘病变,属中医"腰痛"范畴,多由风、寒、湿三气痹阻腰腑,经络不通,或瘀血留着,或津凝为痰,阻滞经络为痛为胀。久之气血两虚,肝肾不足,正虚而邪恋为其病机特点。该例病案,也是如此,故徐老用独活寄生汤加味治之,扶正祛邪并举。

【病例六】

夏某,男,60 岁。

【初诊】 2012 年 5 月 21 日。

【病史】 患者有多年腰痛病史。CT 提示:腰椎间盘轻度突出,腰椎退行性改变。曾多方医治,未见明显好转。今见腰部酸痛、僵硬,久坐后难以直立,需按摩数分钟后才能直起腰,腰部有时会怕冷。纳食正常,睡眠良好,舌

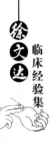

质淡胖,脉缓弱。

【辨证】 脾肾两虚,腰府失养。

【治法】 健脾益气,补肾强腰。

【处方】 当归 12 克　　炒白芍 12 克　党参 30 克

焦白术 12 克　　茯苓 15 克　　炙甘草 5 克

制半夏 10 克　　陈皮 10 克　　炙黄芪 30 克

淮山药 30 克　　杜仲 15 克　　川断 15 克

巴戟肉 10 克　　狗脊 15 克　　补骨脂 10 克

【二诊】 上方服用一周后,腰痛仍有,但僵硬感有好转,于是原方再进。

【三诊】 治疗两个月后,诸症好转,仅劳累后腰部有酸痛。徐老改用补中益气丸和六味地黄丸交替服用,以巩固疗效。

【按语】 脾为后天,肾为先天,脾肾互为滋生,两者强健,则精气充盛,腰腑然后得其所养,而能转摇自如。

【病例七】

邵某,女,70 岁。

【初诊】 2012 年 2 月 20 日。

【病史】 患者有多年高血压病史。近一月来,时感腰部酸痛,脚软乏力,口干,目糊,夜寐易醒,纳食尚可。苔薄少,舌红少津,脉细弱。

【辨证】 肝肾阴虚。

【治法】 滋补肝肾。

170

【处方】 　熟地 30 克　　黄肉 15 克　　淮山药 30 克

　　　　　　丹皮 10 克　　泽泻 10 克　　茯苓 15 克

　　　　　　当归 12 克　　炒白芍 12 克　黄精 15 克

　　　　　　制玉竹 15 克　杞子 15 克　　菊花 10 克

　　　　　　杜仲 15 克　　川断 15 克

【二诊】 　上方服用一个月后，诸症好转。徐老改用左归丸以善后。

【按语】 　肾虚腰痛，临床以肾阴虚证多见，徐老常用归芍六味汤加减治疗。如见明显肾阳虚者，则用金匮肾气汤加味治疗，人参、杞子、黄精、紫河车等益气填精之药，可予以加入，以取阴中求阳之义。

（张海斌整理）

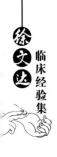

自汗　盗汗

　　汗为心之液,由心所主,关乎营卫,营卫和,则阴平阳秘不为汗症。一旦外邪侵袭,干扰营卫,则营卫因而失调,而致汗出。治疗以祛邪为主,邪去而汗自止,在此不述。如久病内伤,阴阳失调,营卫不和而致汗出者,则当分清虚实寒热,分别治之。大致卫阳不固而时时汗出,动辄益甚,称为自汗;营阴不足,虚火内扰,眠而汗出,醒后自止,称为盗汗。因此《临证指南医案·汗》有"阳虚自汗,治宜补气以卫外;阴虚盗汗,治当补阴以营内"之说。卫阳不固,自汗久而伤阴,可致气阴两虚。营阴不足,盗汗久而伤阳,可致阴阳两虚。更有邪热内蒸、瘀血内阻,而致汗液外泄者,当以祛邪为主,不可偏执自汗阳虚、盗汗阴虚之论。

　　徐老认为自汗、盗汗临床以虚证多见,虚则补之,所以治疗汗症以补法为主。另外,自汗、盗汗均见腠理不固、津液外泄的共同病变,因此用药时,多加瘪桃干、糯稻根等固涩之品。正如清代医家程国彭在《医学心悟·自汗盗汗》中所言:"盖补可去弱,涩可固脱,自然之理也。"肺气虚而见面白气短者,用玉屏风散加味治之;脾气虚而见纳差便溏、神倦面黄者,用归芍六君子汤加味治之;脾肾阳虚而见纳呆、面浮、形寒、脉沉细弱者,用附子理中汤加味治之；久病自汗，气阴两虚而见气短乏力、口干舌红者，用黄芪生脉饮加味治之；火热伤阴，时见盗汗，舌红苔黄者，用当归六黄汤加味治之；肾虚腰痛，时时盗汗，舌红苔少者，用归芍六味汤加味治之；肝郁化火，烘热汗出，脉弦有力者，用丹栀逍遥散加味治之。

以下摘录徐老治疗汗症的典型病例，以明其处方用药之特点。

【病例一】

李某，男，5岁。

【初诊】 2012年3月26日。

【病史】 患儿平素经常感冒。近期家长发现其容易出汗，特别是活动时常满头大汗。纳食一般，面白少华，苔薄白舌质淡嫩，脉虚数。

【辨证】 肺气虚弱，卫表不固。

【治法】 补肺益气，固表止汗。

【处方】 炙黄芪10克　焦白术5克　防风5克
太子参8克　炙甘草2克　瘪桃干10克
糯稻根10克　浮小麦10克

【二诊】 上方服用7帖后复诊，患儿虚汗大减。效不更方，原方再进7帖。

【三诊】 汗出正常，纳食增加，面色转红润。半年后电话追访，告知一切正常，感冒也少有发生。

【按语】《内经》云："邪之所凑，其气必虚。"肺气虚

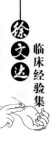

则卫表不固,风邪时犯,故患儿时常感冒。其自汗不止,也因风邪留恋在表,皮毛肌腠不固。而玉屏风散为托里固表之剂,正好与患儿证情合拍,故能药到病除,效如桴鼓。

【病例二】

施某,男,58 岁。

【初诊】 2012 年 1 月 9 日。

【病史】 患者长期从事体力劳动,近年来自觉体力下降,纳寐尚可,面黄,大便溏薄。今因自汗较多,绵延半月,前来求诊。刻见消瘦,腰酸乏力,苔薄白,舌质胖边有齿痕,脉缓弱。

【辨证】 脾气虚弱,腠理疏松。

【治法】 健脾益气,固表止汗。

【处方】

当归 12 克	炒白芍 12 克	党参 30 克
焦白术 12 克	茯苓 15 克	炙甘草 5 克
陈皮 10 克	制半夏 10 克	瘪桃干 30 克
糯稻根 30 克		

【二诊】 上方服用 7 帖后复诊。患者出汗明显好转,尚感乏力,腰酸,苔脉如前。徐老以原方加上炙黄芪、淮山药、杜仲、川断四味药,嘱再服 7 帖。

【三诊】 患者已无明显不适,予以原方巩固,并告嘱咐其适当减少体力劳作。

【按语】 此患者正是金元医家李杲所言内伤脾胃之证。脾胃一虚,则肺气无所禀受,肺气虚则腠理不固而表热自汗。徐老遵循《内经》"劳者温之，损者益之"之义，用归芍六君子汤加味，扶脾胃而实腠理，故虚汗自止。

【病例三】

王某，男，40岁。

【初诊】　2011年12月26日。

【病史】　自汗淋漓，劳则益甚，已有三年。近来伴见神疲乏力，形寒肢冷，大便溏薄，纳谷不香，虽经多方医治，疗效不明显。舌淡嫩，苔薄白，脉细弱。

【辨证】　脾胃阳虚，表卫不固。

【治法】　补脾温中，益气固表。

【处方】　生黄芪30克　　党参30克　　焦白术15克

　　　　　炙甘草6克　　　干姜3克　　　瘪桃干30克

　　　　　糯稻根30克

【二诊】　上方服用7帖后复诊。自汗稍轻，形寒，神疲，苔脉如前。考虑患者久病不愈，脾阳根于命门之火，必当固其根本，乃处方如下：

　　生黄芪30克　党参30克　焦白术15克　炙甘草6克

　　菟丝子12克　干姜3克　　五味子6克　附片6克

　　糯稻根30克　红枣6枚　补骨脂10克　瘪桃干30克

【三诊】　自汗大减，精神大振，自觉如残灯复明。仍予原方巩固。

【按语】《景岳全书》："自汗者属阳虚，盗汗者属阴虚……"本案观其症形苔脉，符合阳虚表卫不固之自汗，

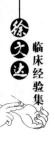

故用附子理中汤加味振元阳扶脾气,一战而成功。

【病例四】

赵某,女,60 岁。

【初诊】 2011 年 8 月 22 日。

【病史】 平素出汗较多已有十余年,劳动时更加明显,但症状不是很严重,故一直未予治疗。一周前感触暑气,自汗剧增,伴见乏力气短,口干喜饮,烦热,小便黄,苔薄少,舌质淡红,脉细数。

【辨证】 气阴两伤,卫表不固。

【治法】 益气养阴,敛汗固表。

【处方】 生黄芪 30 克　党参 30 克　五味子 10 克
麦冬 15 克　生地 30 克　荷叶 10 克
芦根 30 克

【二诊】 上方服用 7 帖后复诊。烦热已除,小便转清,口干稍减,苔脉如前。予原方去荷叶、芦根,再服 7 帖,一切良好。

【按语】 此案久病自汗,气阴本虚,加之暑气侵袭,津气益亏。徐老用荷叶、芦根治暑热之标,用黄芪生脉饮治自汗之本,故元气得复。

【病例五】

何某,男,45 岁。

【初诊】 2012 年 5 月 7 日。

【病史】　患者于一个月前偶尔出现盗汗现象,未予注意。近一周来因每夜盗汗而前来求诊。言其近几天,常在后半夜醒来,醒来时胸前、颈部汗水较多,几分钟后汗渐收。余未见明显不适。苔薄黄腻,舌质红,脉弦数。

【辨证】　火旺伤阴,津液外泄。

【治法】　泻火养阴,平调营卫。

【处方】　生黄芪30克　　当归12克　　黄连6克
　　　　　黄芩10克　　　黄檗10克　　生地30克
　　　　　熟地30克　　　瘪桃干30克　糯稻根30克

【二诊】　上方服用7帖后复诊。盗汗大减,苔薄白腻,舌质红,脉弦,予原方再进7帖。

【三诊】　盗汗已愈,偶见口干,苔薄白,舌质红,脉细弦,于是改用玉屏风合归芍六味汤以巩固治本。

【按语】　阴盛则阳虚不能外固,故自汗;阳盛则阴虚不能内守,故盗汗。饮食不节,起居失常,则三焦火旺,夜寐卫气行于阴,二阳并争于阴分,故阴夜失守外走而汗出。汗出久而营阴虚,卫气亦随之而虚。此案患者平素喜烟酒辛辣之品,内火中生,营卫两伤。故徐老用当归六黄汤泻三焦火而调营卫,待火热除,再用玉屏风散合归芍六味汤调补阴阳,以固其本。

【病例六】

薛某,男,50岁。

【初诊】　2011年12月12日。

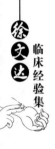

【病史】 患者夜间盗汗已有数年,特别是性生活后更加多见,但因症状较轻,未予重视。近一个月来盗汗加重,常在醒来时汗湿衣被,同时出现神倦乏力,腰膝酸软,目糊干涩,口干舌燥,常在夜间口渴饮水。来诊时患者面色较黑,形体消瘦,舌红少苔,脉细数。

【辨证】 肝肾阴虚,阴津失守。

【治法】 滋补肝肾,固汗填精。

【处方】 当归 12 克　　炒白芍 12 克　熟地 30 克
　　　　 萸肉 15 克　　淮山药 30 克　丹皮 10 克
　　　　 泽泻 10 克　　茯苓 15 克　　黄精 15 克
　　　　 制玉竹 15 克　枸杞子 30 克　瘪桃干 30 克
　　　　 糯稻根 30 克　麦冬 12 克

【二诊】 上方服用 7 帖后复诊。盗汗改善,腰酸好转,但见大便溏薄,苔脉如前。予原方去麦冬,再进。

【三诊】 半月后,一切如常。徐老嘱其长期服用六味地黄丸以巩固疗效,并节制房事。

【按语】肾虚不能藏精,相火过旺无所依附而妄行,津液被扰,不能自藏而外泄作汗。此案患者年已半百,肾精本亏,又不能节制房事,更伤其精。徐老用归芍六味汤填精益髓,而不用寒凉之品,唯恐伤其阳气耳。

（张海斌整理）

崩 漏

《景岳全书·妇人规》言："经血为水谷之精气，和调于五脏，洒陈于六腑，乃能入于脉也。凡其源源而来，生化于脾，总统于心，藏受于肝，宣布于肺，施泄于肾，以灌溉一身……妇人则上为乳汁，下归血海，而为经脉。"这段话说明月经的产生与调和，是脏腑调和的结果。脏腑调和，经脉循环，则月水以时而无病，脏腑失调则诸病生也。

月经非时而下，淋漓不断，谓之漏下；经水忽然暴下，谓之崩中，统称为崩漏。崩漏之病，也是脏腑失调、冲任损伤所致。或起于郁怒伤肝，肝火内炽，热伤冲任，迫血妄行，而成崩漏；或为元阴本亏，相火内烈，加之房事不节，喜欲贪欢，君相火起，冲任失守，血热妄行，而为崩漏；或贪凉喜饮，经期受凉，以致寒凝血瘀，腹痛拒按，月经淋漓，涩滞不畅，而为崩漏；或劳倦伤脾，思虑过度，而致心脾两虚，气不摄血，血不归经，而致崩漏。

徐老认为崩漏之症多起于火而终于虚。崩漏之初，火热迫血妄行，可用寒凉之品。然漏久崩多之后，则血气转亏，急当固护脾胃，只有脾胃健旺，后天根本坚固，崩漏之症方能痊愈。此理前贤多有论述。朱丹溪云："凡血症，须用四君子之类以收功。"程国彭在《医学心悟》中指

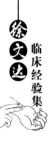

出："设或过用寒凉，复伤胃气，反不能摄血归经，是速其危也。"近代医界泰斗张锡纯在《医学衷中参西录》中进一步阐明了崩漏由实转虚的机理，让后学者茅塞顿开。其言："或问：血崩之症，多有因其人暴怒，肝气郁结，不能上达，而转下冲肾关，致经血随之下注者，故其病俗亦名曰气冲。兹方（指固冲汤，由炒白术、黄芪、龙骨、牡蛎、芋肉、炒白芍、海螵蛸、茜草、棕边炭、五倍子组成）中多用涩补之品，独不虑于肝气郁者有妨碍乎？答曰：此证虽有因暴怒气冲而得者，然当其血大下之后，血脱而气亦随之下脱，则肝气之郁者，转可因之而开。"说明崩漏之病，起因多为暴怒、肝郁，但崩多之后肝郁自开而转为虚证，故宜用补益、固涩之品。

崩漏在临床中常见的证型有四型：（一）阴亏血热型。（二）肝郁化火型。（三）瘀血内阻型。（四）心脾两虚型。徐老常用知柏地黄汤加味治疗阴亏血热型，用丹栀逍遥散加味治疗肝郁化火型，用少腹逐瘀汤治疗瘀血内阻型，用归脾汤加味治疗心脾两虚型。但须特别指出的是，崩漏之症虽有虚实寒热之分，但治疗切不可固执一端，当时刻注意固护正气，留一分气血，便多一分生机。

以下摘录徐老治疗崩漏的典型病例，以明其处方用药之特点。

【病例一】

任某，女，16岁。

【初诊】 2011 年 4 月 4 日。

【病史】 患者 13 岁时初潮,后常月经提前五天左右,因无其他不适,未予治疗。近半年来出现排卵期少量出血,前去西医处诊治,经抗炎止血治疗,效果不佳,今特来寻求中医治疗。末次月经 3 月 22 日至,3 月 27 日干净,行经五天,量中等,色深红,无血块。4 月 1 日月经又行,量少,色暗红,就诊时仍淋漓不尽。见其面部长有痤疮,色红,有脓头,余无殊,舌尖红,苔薄白,脉滑数。

【辨证】 阴亏血热。

【治法】 滋阴清热,凉血止漏。

【处方】

知母 10 克	黄檗 10 克	生地 30 克
芋肉 15 克	丹皮 10 克	泽泻 10 克
茯苓 15 克	白茅根 30 克	淮山药 30 克
地榆炭 15 克	陈棕炭 10 克	银花 15 克
地丁草 15 克		

【二诊】 上方服用 7 帖后复诊。告月经已干净四天,面部痤疮也见消退。于是,徐老以原方去白茅根、地榆炭、陈棕炭、知母、黄檗五药,加上麦冬,再服用 7 帖。

【三诊】 已无不适,嘱常服六味地黄丸善后。半年后患者因他病前来就诊,询其月经情况,告知服中药后,月经已正常。

【按语】 少女发育尚未完全,常见阴阳失调,有阳气不足者,也有阴亏火旺者。阴亏者常见漏下淋漓不止,徐老用六味地黄汤加味治疗,疗效良好。

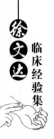

【病例二】

邓某,女,32岁。

【初诊】 2011年10月10日。

【病史】 患者有乳腺小叶增生病史,常在月经前乳房胀痛,月经也时常提前一周左右。近段时间,因家庭矛盾生气,月经9月28日来潮,至今淋漓不尽,已有十余天,量少,色暗,有血块,伴见心烦易怒、夜寐不安等症状。苔薄白,舌尖红,脉弦数。

【辨证】 肝郁化火,血热妄行。

【治法】 疏肝解郁,清热止漏。

【处方】
丹皮 10 克	焦山栀 10 克	柴胡 10 克
当归 10 克	炒白芍 10 克	焦白术 12 克
茯苓 12 克	生甘草 5 克	佛手 10 克
郁金 10 克	香橼皮 10 克	血余炭 10 克
陈棕炭 10 克	夜交藤 30 克	合欢皮 15 克
赤芍 12 克	鸡血藤 30 克	

【二诊】 上方服用7帖后复诊。告知月经已干净五天,心情舒畅,夜寐转安。于是,徐老以原方去血余炭、陈棕炭、赤芍,继进7帖。

【三诊】 患者无任何不适,徐老以上方加夏枯草、八月札、象贝、三棱、莪术消症散结。

【四诊】 10月31日复诊,告知月经今至,经前乳房胀痛好转,苔薄白质淡红,脉弦。徐老用逍遥散加佛手、香橼皮,巩固7帖,并嘱其保持良好的心情,遇事莫急。

【按语】　婚育后妇女常因工作不顺心,或家庭矛盾而致肝气郁结,久而化火,而致崩漏。初起当以疏肝清火为治疗原则。本案徐老以丹栀逍遥加味治疗,就是这种情况。但是,如果漏下不止已有月余,而又见虚象者,则当以健脾益气摄血为原则,不可再以寒凉相加。

【病例三】

曹某,女,28 岁。

【初诊】　2011 年 12 月 5 日。

【病史】　患者已结婚两年,没有避孕措施,至今未见怀孕。询其月经情况,告知有痛经病史十余年,每每经来腹痛,畏寒喜暖,拒按,行经两三天后自动缓解。今因月经淋漓不尽十天,故来求诊。月经量少,色黑,有血块,舌暗有瘀点,脉细涩。

【辨证】　寒凝血瘀。

【治法】　温经活血,祛瘀止漏。

【处方】　桂枝 10 克　　小茴香 6 克　　干姜 5 克

　　　　　当归 10 克　　赤芍 12 克　　川芎 9 克

　　　　　蒲黄 10 克　　五灵脂 10 克　　没药 6 克

　　　　　元胡 15 克　　血余炭 10 克　　茜草 10 克

【二诊】　上方服用 7 帖后复诊。告知月经已净三天,药后有较大瘀血块排出。考虑病久气血必虚,于是,徐老改方如下:

　　　　　熟地 30 克　当归 12 克　　川芎 6 克　　炒白芍 12 克

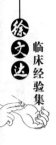

党参 30 克　焦白术 12 克　茯苓 15 克　炙甘草 6 克
桂枝 6 克　菟丝子 15 克　巴戟天 15 克

【三诊】　12 月 26 日，补气血之剂已服十四天。昨天月经来潮，痛经较以前好转。今月经量少，色暗，尚有淋涩不畅之感，苔脉如前。徐老遂用少腹逐瘀汤 7 帖。

【四诊】　药后月经畅，经色转红，六天而净。经后用八珍汤加味调理二十余帖。次月患者欣喜来告，已有身孕。

【按语】　年少时无知，喜食冰冻之物，经期也不禁忌，遂致寒凝经脉。痛经、崩漏、不孕、闭经，诸病纷至。此类病证，徐老用少腹逐瘀汤加减治疗，每收良效。徐老称少腹逐瘀汤为调经种子第一方。

【病例四】

干某，女，42 岁。

【初诊】　2011 年 4 月 11 日。

【病史】　患者平常体质偏弱，时有乏力、头晕、夜寐欠佳等症。近因家里装修房子操劳过度，以致月经淋漓半月不净，特来求诊。刻见其面白无华，唇淡，神疲乏力，头晕时作，纳食尚可，寐浅易醒，月经量少，色淡，淋漓不净，苔薄白，质淡白，脉缓弱。

【辨证】　心脾两虚，气不摄血。

【治法】　调补心脾，益气摄血。

【处方】　炙黄芪 30 克　　党参 30 克　　炒白术 15 克

茯苓 15 克	炙甘草 6 克	广木香 10 克
远志 6 克	当归 10 克	酸枣仁 30 克
红枣 6 枚	龙眼肉 6 枚	仙鹤草 30 克
陈棕炭 10 克	血余炭 30 克	

【二诊】 上方服用 7 帖后复诊。告知服用 5 帖中药后月经方止,仍感乏力,苔脉如前。效不更方,原方继进。

【三诊】 徐老以上方加减出入共调理两个月余,月经正常,精神好转。后配以归脾丸常服善后。

【按语】 经云:"女子五七,阳明脉衰,面始焦,发始堕;六七,三阳脉衰于上,面皆焦,发始白。"本案女子年已过六七,素体亏虚,又加操劳过度,以致气不摄血,漏下不已。徐老用归脾汤加味治疗此类病证,确有良效。归脾汤有健脾益气、养血宁心之作用,如崩多久漏之后不论何种证型,都可用本方作善后之用。

（张海斌整理）

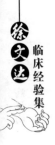

痛 经

女子二七天癸至，任通冲盛，月事应时而下。外无六淫侵扰，内而五脏安和，则气血充盛流畅，自无痛经之患。如摄生不慎，风冷外侵胞宫，或湿热秽浊之气下侵胞宫，则气血凝滞而为痛经。另妇人病多忧忿抑郁，郁则肝失疏泄，气机为之失调，气滞而血瘀，也发为痛经。劳倦伤脾则气衰，劳思伤心则血亏，房劳伤肾则精耗，生育过多、哺乳过长则阴血亏，以上诸虚都可致痛经。《景岳全书·妇人规》对痛经的病因作了较全面的总结，认为："经行腹痛，证有虚实。实者，或因寒滞，或因血滞，或因气滞，或因热滞；虚者，有因血虚，有因气虚。"

冲为血海，五脏六腑之血皆归于冲脉，经本阴血，冲脉为月经之本。而肝为藏血之脏，主疏泄，有调节冲脉气血盛衰与流通的作用。因此徐老治疗痛经时，非常注重调肝，肝气条达则血脉通畅，经候如常。另任主胞宫，胞宫受寒则血为寒凝，污秽下侵胞宫则湿热阻滞经脉，皆致任脉受损而发为痛经。因此徐老治疗痛经时也注重祛邪，邪气散则经水调和，痛经自止。经前血海充盛，经后则血海空虚，经前当以疏通气血为主，经后则以补益气血为主。然久病痛经往往气血两虚或虚中挟实，因此徐老治疗痛经时，时刻不忘调脾胃，补气血。正如《景岳全书·妇人规》所言："妇人经行作痛,挟虚者多,全实者少,即如以可按拒按及经前经后辨虚实,固其大法也,然有气血本虚而血未得行者亦每拒按,故于经前亦常有此证,此以气虚血滞无力流通而然。"

基于以上对痛经的理论认识,徐老临床用方可归纳为四个方面。第一调肝,用逍遥散、越鞠丸等加味。第二祛寒,用少腹逐瘀汤、金匮温经汤、金匮肾气汤等加味。第三清湿热,用丹栀逍遥散、知柏地黄汤等加味。第四补气血,用八珍汤、归脾汤等加味。

以下摘录徐老治疗痛经的典型病例,以明其处方用药之特点。

【病例一】

肖某,女,32 岁。

【初诊】 2010 年 5 月 10 日。

【病史】患者原有小叶增生病史多年,每于月经前一周开始两乳房隐隐作痛,触痛明显,月经来潮后,疼痛自动消失。三个月前因生气后出现痛经,月经量少有血块,经色较暗。今月经将至又出现小腹坠胀难熬,触摸小腹饱满,胀硬拒按,伴见乳房胀痛、心烦易怒,舌暗红苔薄白,脉弦滑。

【辨证】 肝失条达,气滞血瘀。

【治法】 疏肝理气,活血止痛。

【处方】 柴胡 10 克　　当归 12 克　　炒白芍 12 克

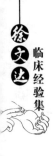

焦白术 10 克	茯苓 15 克	炙甘草 5 克
八月扎 10 克	郁金 15 克	苏梗 10 克
佛手 12 克	香橼皮 10 克	桃仁 10 克
红花 6 克	鸡血藤 30 克	小茴香 6 克
夏枯草 15 克		

【二诊】 上方服用 7 帖后复诊。患者告知 5 月 12 日月经来潮，经量中等，经色转红，头三天血块较多。现月经刚净，小腹软，无腹痛，苔薄白舌淡红，脉细缓。处方如下：

柴胡 10 克	炒白芍 12 克	当归 12 克
焦白术 12 克	茯苓 15 克	炙甘草 5 克
夏枯草 15 克	八月扎 10 克	三棱 12 克
莪术 12 克	郁金 15 克	佛手 12 克
香橼皮 10 克	苏梗 10 克	乌药 10 克

【三诊】 上方服用 21 帖后，6 月 7 日再诊。患者无不适症状，恐月经将至，不宜再行破血。于是原方去夏枯草、三棱、莪术，加小茴香、元胡、鸡血藤。

【四诊】 上方服用 7 帖后，6 月 14 日再复诊。患者 6 月 10 日月经来潮，乳房胀痛和小腹胀痛均已较轻微。徐老配以逍遥丸善后，并嘱其调整心态，保持良好情绪。

【按语】 肝性急善怒，其气上行则顺，下行则郁，郁则诸病生，上为乳房胀痛，下为经行小腹作痛。逍遥散调肝之郁，遂其曲直之性，徐老临床上灵活加减运用，治疗各种内科杂病及妇科诸症，疗效良好。上方中夏枯草、三棱、莪术消肿散结,为徐老治疗乳房小叶增生的常用药对。

【病例二】

周某,女,19岁。

【初诊】　2011年8月1日。

【病史】　患者13岁月经初潮,因年少无知,经常在行经期间食用生冷之品,以致痛经发作已有两年。今月经来潮,小腹疼痛较剧,双手护腹,畏寒喜暖,经量少,色黑有血块,舌边尖有瘀斑,苔白,脉沉紧。

【辨证】　寒凝血瘀。

【治法】　温经散寒,活血化瘀。

【处方】　桂枝10克　　　干姜5克　　　小茴香6克
　　　　　当归12克　　　川芎9克　　　赤芍12克
　　　　　元胡30克　　　没药6克　　　五灵脂10克
　　　　　蒲黄10克　　　香附10克

【二诊】　上方服用7帖后复诊。患者称本次痛经较以往有所缓解,行经过后一切如常。徐老嘱其忌食生冷之品,于下次月经来潮之前即来就诊。

【三诊】　月经昨至,痛经较轻,苔脉如前,仍以少腹逐瘀汤加减治之,如此反复三次而告痊愈。

【按语】　此案例为过食生冷,胞宫受寒,寒凝收引而致经行腹痛。所幸体质不虚,寒邪去而病易已。

【病例三】

赵某,女,17岁。

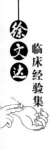

【初诊】 2011 年 11 月 21 日。

【病史】 患者 15 岁初潮,后常延期一月而至,量少色淡,经期小腹隐隐作痛,形寒肢冷,月经后常常腰痛,带下清冷。今月经又至,腰腹冷痛,面色灰暗长满雀斑,头发枯黄,形体消瘦,苔薄白质淡,脉沉细。

【辨证】 肾阳不足,冲任虚寒。

【治法】 补肾助阳,温经散寒。

【处方】 熟地 30 克　　　芋肉 12 克　　　淮山药 30 克

丹皮 10 克　　　泽泻 10 克　　　茯苓 15 克

桂枝 6 克　　　附片 6 克　　　菟丝子 12 克

当归 12 克　　　巴戟肉 10 克

【二诊】 上方服用 7 帖后复诊。月经已净,经量稍增,腰痛好转,苔脉如前。徐老予原方去附片、桂枝,加党参 30 克、炒白术 12 克、紫河车 3 克(粉吞)。如此脾肾双补调理三个月有余,月经转正,痛经消失,面色转红润,临床告愈。

【按语】 先天不足,生化乏源,肾阳不足,而见腰腹冷痛,急当益火之原以消荫翳。徐老用金匮肾气汤加味,甚合病情。后加党参、白术补脾,因先天后天互相滋生故也。

【病例四】

朱某,女,38 岁。

【初诊】 2011 年 10 月 24 日。

【病史】 患者常在行经后期或经后出现小腹隐痛,腰痛乏力，已有一年。因工作繁忙未予治疗。今因小腹疼痛空坠，肢困乏力较重，故前来求诊。刻见面白无华，神倦寐劣，心慌头晕，腰痛如折，形寒肢冷。行经已有三天，量少色淡，舌淡胖，脉细弱。

【辨证】 气血两亏，冲任虚寒。

【治法】 补气益血，温经止痛。

【处方】 炙黄芪 30 克　　党参 30 克　　焦白术 12 克

茯苓 15 克　　炙甘草 6 克　　广木香 10 克

远志 6 克　　酸枣仁 20 克　　当归 12 克

红枣 6 枚　　龙眼肉 6 枚（自备）

炒白芍 12 克　　桂枝 6 克　　杜仲 15 克

川断 15 克

【二诊】 上方服用 7 帖后复诊。月经已净三天，小腹疼痛消失，腰痛好转，苔脉如前。效不更方，原方继进 20 余帖。

【三诊】 次月月经来潮，已无不适症状。徐老配以归脾丸善后。

【按语】 经云："女子五七，阳明脉衰，面始焦，发始堕。"本案患者年已过五七，更加工作家务操劳，气血渐亏，如不早加调补，唯恐成闭经之疾。徐老用归脾汤补气血，合黄芪建中汤温经止痛，治疗经后虚性腹痛，疗效确切。

（张海斌、袁雄芳整理）

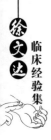

绝经前后诸症

　　女子七七任脉虚,太冲脉衰少,天癸竭,地道不通,形坏而无子。天癸竭,冲任虚衰,则妇女绝经,子宫萎缩,失去生殖能力。这一时期,由于妇女生理机能由盛转衰的较大变化,导致机体阴阳失衡、脏腑失调,而出现一系列如烘热汗出、心烦失眠、情志不宁等症状,称为绝经前后诸症。

　　出现绝经前后诸症,主要原因是肾气渐衰,而致阴阳失衡,因此补肾是治疗该病的常用之法。但是,由于个体体质差异,临床症候表现多端,治有标本缓急,不可固执一法。

　　徐老认为该病临床证型常见有四型:一为痰火扰心型,二为肝郁化火型,三为阴虚火旺型,四为阴阳两虚型。痰火扰心型用黄连温胆汤加减治疗,肝郁化火型用丹栀逍遥散加减治疗,阴虚火旺型用知柏地黄汤加减治疗,阴阳两虚型用自拟更年期综合征方加减治疗。

　　以下摘录徐老治疗绝经前后诸症的典型病例,以明其处方用药之特点。

【病例一】

王某,女,50岁。

【初诊】 2011年6月20日。

【病史】 患者原有慢性胃炎史多年，目前胃脘尚舒适，去年下半年月经停止，已有九个月。近因工作繁忙，常出现面部烘热，胸前及项颈部似有火烧感，心悸胸闷，烦躁不安，寐浅多梦，苔黄腻舌尖红，脉滑。

【辨证】 痰火扰心。

【治法】 化痰清火，宁心安神。

【处方】 黄连5克　　　竹茹12克　　　枳壳10克
　　　　　制半夏12克　　茯苓15克　　　生甘草5克
　　　　　陈皮10克　　　麦冬10克　　　淡竹叶15克
　　　　　知母10克　　　淮小麦30克　丹参30克

【二诊】 上方服用7帖后复诊。诸症好转，苔薄白腻，脉和缓。痰火之标已除，当治生痰之源。于是，徐老改方如下：

　　　　　党参30克　焦白术12克　茯苓15克　炙甘草5克
　　　　　陈皮10克　制半夏10克　竹茹12克　远志6克
　　　　　麦冬12克　淡竹叶15克

【三诊】 2011年7月4日再诊。患者已无不适，苔薄白，脉和缓。徐老用归芍六君子汤加减巩固善后。

【按语】 脾胃久病，生湿酿痰，且逢更年期阴阳失衡，火从内生，痰火互结，扰乱心神，以致上病。徐老先以黄连温胆汤清火化痰治其标，后以六君子汤健脾化痰固其本。病出多端，全在临症变通，如拘泥固执，贸然补脾肾，必定坏事。

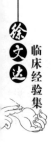

【病例二】

韩某,女,48 岁。

【初诊】 2011 年 6 月 6 日。

【病史】 患者平素月经常提前一周,近半年来月经紊乱,前后不定。最近月经已两个月未至。今因烘热汗出,心烦易怒,失眠多梦,前来就诊。刻见精神较为亢奋,言语多而声高,舌质暗红,苔薄白,脉弦数有力。

【辨证】 肝郁化火。

【治法】 疏肝解郁,清心宁神。

【处方】

丹皮 10 克	焦山栀 10 克	柴胡 10 克
当归 10 克	炒白芍 10 克	焦白术 10 克
茯苓 10 克	炙甘草 5 克	佛手 12 克
香橼皮 10 克	知母 12 克	酸枣仁 30 克
麦冬 10 克	淡竹叶 15 克	

【二诊】 上方服用 7 帖后复诊。诸症好转,口干,腰酸偶见,舌暗红,脉弦细。肝火之亢源于肾水不足,当以滋水涵木,于是徐老改方用滋水清肝饮加减治疗。方如下:

熟地 30 克	芋肉 15 克	淮山药 30 克	茯苓 15 克
丹皮 10 克	泽泻 10 克	焦山栀 10 克	当归 12 克
炒白芍 12 克	柴胡 10 克	麦冬 10 克	淡竹叶 15 克

【三诊】 药后诸症悉平,徐老配以六味地黄丸常服善后。

【按语】 肝气郁结之患者,常见郁火内伏,且逢更年期,肾水渐亏,虚火内生,两阳相并,发为此病。徐老先用丹栀逍遥散清火解郁以治肝旺之标,后用六味地黄汤加味以治肾亏之本,故能全功。

【病例三】

周某,女,52 岁。

【初诊】 2011 年 10 月 24 日。

【病史】 患者已绝经一年半,近半年来常感心情烦躁不安,五心烦热。头面部时时烘热,腰酸口干,舌红苔薄少,脉细数。

【辨证】 阴虚火旺。

【治法】 滋阴降火。

【处方】 知母 10 克　　黄檗 10 克　生熟地 30 克(各)
芋肉 15 克　　淮山药 30 克　茯苓 15 克
泽泻 10 克　　丹皮 10 克　　女贞子 15 克
炙必甲 24 克(先煎)　　炙龟板 24 克(先煎)
旱莲草 15 克

【二诊】 上方服用 7 帖后复诊。烦热大为减轻,情绪也转安宁,苔脉如前。于是,徐老以原方去知母、黄檗,加地骨皮、麦冬,继进月余,诸症皆平。徐老嘱常服六味地黄丸善后。

【按语】 水足则火平,水亏则火旺。本例患者肾水亏于下,心火亢于上,故徐老先用知柏地黄汤泻南补北,以平调阴阳,待心火稍平,即去知母、黄柏,以免过用寒凉克

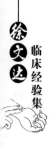

伐,犯虚虚之戒。

【病例四】

宋某,女,47岁。

【初诊】 2011年8月29日。

【病史】 患者平素体弱多病,常感神倦乏力,形寒肢冷,腰膝酸软。月经半年未至。去医院检查发现子宫萎缩、雌激素水平降低,被告知已绝经。今因时时烘热汗出,心烦意乱,夜寐不安,前来就诊。苔薄白,质淡白,脉沉细。

【辨证】 阴阳两虚。

【治法】 滋阴扶阳。

【处方】

熟地30克	女贞子15克	杞子15克
甜苁蓉15克	知母10克	黄檗10克
旱莲草15克	巴戟肉15克	酸枣仁20克
炙龟板20克(先煎)		生黄芪30克
瘪桃干30克	糯稻根30克	

【二诊】 上方服用7帖后复诊。烘热心烦好转,夜寐转安,汗止,但仍感乏力,纳食偏差,苔脉如前。此肾中阴阳渐复,后天脾土欠振。于是,徐老以原方去瘪桃干、糯稻根,加党参、白术固护脾胃。

【三诊】 如此加减调理月余,诸症悉平。

【按语】 肾为五脏之根,内寄元阴元阳,故肾虚常见阴损及阳,阳损及阴。徐老用自拟更年期综合征方(熟地、女贞子、杞子、苁蓉、知母、黄檗、旱莲草、巴戟肉、枣仁、龟板）灵活加减运用，治疗阴阳两虚型绝经前后诸症，疗效良好。

（张海斌整理）

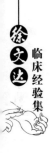

缺乳两例

临床中，产妇乳汁过少不足以婴儿吸食的病例近年来非常普遍，徐老用通乳六味为主方加减治疗，疗效确切。通乳六味由黄芪、当归、党参、王不留行、羊乳、通草六味药物组成。其中黄芪、党参、当归三味益气生血，以补生乳之源；王不留行、羊乳、通草活血通络，以疏乳络之闭。六味合用则乳汁得以生，乳络得以通，共奏开源畅流之效。

【病例一】

苏某，女，32岁。

【初诊】 2010年4月19日。

【病史】 患者4月3日顺产一男婴，产后半月来乳汁过少，不足以婴儿吸食。触诊双侧乳房柔软无积块，自觉无明显乳房作胀。恶露未净，血色较暗，纳食尚可，大便正常，苔薄白质淡红，脉细弦。

【辨证】 气血亏虚，乳络不畅。

【治法】 益气养血，通络生乳。

【处方】 炙黄芪30克　　党参30克　　当归15克

王不留行15克　　羊乳30克　　通草10克

益母草15克

【二诊】　上方服用7帖后复诊。乳汁稍增,恶露已净,苔脉如前。效不更方,于原方去益母草,加焦白术、淮山药健脾,以补后天气血之本。如此调理月余,产妇乳汁充足,喂养十个月断奶。

【按语】　经云:"女子四七筋骨坚,发长极,身体盛壮;五七,阳明脉衰,面始焦,发始堕。"说明女子一生,四七(二十八)岁时,气血最为旺盛,之后由盛转衰。从临床实际看,也是如此。妇女28岁前产子,缺乳者较少,而之后产子,缺乳者逐渐增多。本案产妇年过28岁,更兼素体气血不足,故乳汁不足以供养婴儿。

【病例二】

钟某,女,26岁。

【初诊】　2010年4月5日。

【病史】　患者顺产后三个月,原本乳汁充足。三天前因生气,乳汁突然变少,乳汁较浓,两乳房胀痛。触诊双乳胀大饱满,接近乳头部位可及积块,触之有疼痛感,但表面皮肤正常,局部体温也正常,余无不适症状,苔薄白质偏红,脉弦。

【辨证】　气滞血郁,乳汁不通。

【治法】　疏肝理气,通络生乳。

【处方】

柴胡10克	当归12克	炒白芍12克
焦白术10克	茯苓12克	炙甘草5克
香附10克	郁金15克	佛手12克

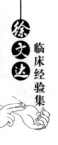

香橼皮 10 克　王不留行 15 克　羊乳 30 克
通草 10 克

【二诊】上方服用 7 帖后复诊。双乳柔软，积块消失，乳汁通，但比原来有明显减少，小儿不够吃。于是徐老改方如下：

生黄芪 30 克　　党参 30 克　　当归 15 克

通草 10 克　　　羊乳 30 克　　王不留行 15 克

佛手 12 克　　　香橼皮 10 克

【三诊】 服用上方 7 帖后，乳汁充盛。

【按语】 女子气血充盛，上为乳汁，下为月经。但情志一有抑郁则肝气不得上行，诸病生矣。本案患者正是肝郁之病，徐老先用逍遥散加味使其肝气条达，后用通乳六味加减使其乳汁得复。

（张海斌整理）

风 疹

【病例一】

徐某,男,27 岁。

【初诊】 1981 年 5 月 26 日。

【病史】 患者数天前感冒,昨起全身发出风疹,红色,身热喜凉,口干燥,大便秘,舌尖红苔薄,脉浮数。

【辨证】 风热外袭,邪客肌表。

【治法】 疏风清热。

【处方】 消风散加减:荆芥、防风、苦参、桑叶、菊花、连翘、黄芩、玄参各 10 克,地肤子、白藓皮各 15 克,蝉衣 6 克。5 帖。

【二诊】 6 月 2 日复诊。服药后,疹块基本消失,身热亦除,口燥减,大便调,唯有两手指散在性疹块数粒。前方去黄芩、苦参,加紫草 10 克,又服 5 帖。

【三诊】 两月后患者因他病来诊,询及前病,知其药后疹块全消,未见复发。

【按语】 本例因风热之邪侵袭肌表,郁于肌肤腠理之间而成风疹。邪初在表,客于卫分,徐老治用清凉疏透之法。方中荆芥、防风开发腠理;桑叶、菊花、连翘疏风清热;苦参、条芩清热燥湿;因舌尖红加元参清热而养阴;蝉衣、地肤子、白藓皮疏风止痒。诸药合用,共奏疏风清热止痒

201

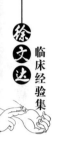

之效。

【病例二】

汪某,男,41 岁。

【初诊】 1982 年 9 月 15 日。

【病史】 患者全身发出黄豆大红色疹斑,胸腹部尤甚,剧痒,烦热口渴,时有鼻衄,小便黄,大便燥结。瘙痒难忍时,以冷水敷贴即稍感舒适。舌质红少津,脉数有力。

【辨证】 血热搏结,火毒内盛。

【治法】 清热解毒,凉血活血,佐祛风止痒。

【处方】 解毒活血汤化裁:大生地 24 克,玄参 15 克,徐长卿、地骨皮各 15 克,生甘草 6 克,红花 3 克,桃仁、当归、丹皮、赤芍、柴胡、连翘、葛根、生军(后入)各 10 克。5帖。

【二诊】 9 月 21 日复诊。服药后,诸症大减,疹块隐匿,剧痒止,大便通。前方去生军、红花、柴胡,加银花 15克、蝉衣 6 克。3 帖后病除。

【按语】 本例为火热内扰与营血互结为患。肺火内伏,扰动阴血,发于肌肤则为红疹。肺开窍于鼻,肺火上炎,血热妄行而出鼻衄;肺与大肠相表里,实热下移,耗伤津液则便秘、尿短、口渴。徐老用解毒活血汤加减治之,方中生地、玄参、丹皮、赤芍清热凉血解毒,兼能养阴生津;桃仁、红花、当归活血和营;连翘、甘草清热解毒;柴胡舒肝透达以祛邪外出;葛根解热生津;地骨皮清热;徐长卿疏风止痒；生军苦寒清火，泻大肠实热以通便，故药到病除。

【病例三】

张某，女，50岁。

【初诊】 1982年11月12日。

【病史】 患者反复皮肤瘙痒，缠绵数年。发时全身出现细小疹块，色淡红，剧痒难忍，以身体外露部位为多，每年秋冬季节屡发不止。怕冷，遇风更甚，得热则舒。皮肤干燥多屑，头晕多梦。面色不华，舌淡红，苔薄脉细。

【辨证】 阴血亏虚，营卫不和。

【治法】 养血祛风，调和营卫。

【处方】 当归、炒白芍、制首乌各15克，炙甘草、川芎各6克，生姜1片，大枣6枚，桂枝、焦白术、陈皮各10克。5帖。

【二诊】 11月18日复诊。药后瘙痒减轻，疹点隐退大半，上方加桑葚子15克，连服15帖，皮疹消失，瘙痒亦除，夜寐转安，手足温和，头晕亦瘥。

【按语】 此例因气血亏虚，营卫不和，腠理不密，故怕冷恶风而头晕多梦，面色不华。卫外不固，血燥感风，发于肌腠为淡红色皮疹。血虚风盛故奇痒难忍，皮肤干燥。前医投苦寒清热疏表开泄之剂，则阴血更亏，阳气亦伤，卫外枢机不密，易为风寒所犯，故每至秋冬则皮肤瘙痒，屡发不愈。徐老师告诫：大凡老年患者，以虚证为多，患

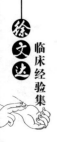

者气血亏虚之证昭著，宜投养血和营之剂。方中当归、白芍养血和营，桂枝汤调和营卫，诸药合用，经治而愈。

（郑惠虹整理）

声带息肉两例

声带息肉常见于教师、销售人员等经常说话的人员，徐老用咽痛六味加味治疗该病，疗效确切。咽痛六味由玄参、麦冬、桔梗、甘草、板蓝根、黄芩六味中药组成。其中玄参、麦冬滋阴润肺利咽，桔梗、甘草宣肺祛痰利咽，板蓝根、黄芩清热解毒利咽。三组药相互配合，起到润肺清热利咽的作用。咽痛六味配伍简单，但临床功效宏大，徐老用此治疗急慢性咽喉炎、化脓性扁桃体炎，每每药到病除。现摘录咽痛六味加味治疗声带息肉医案两则。

【病例一】

章某，女，52 岁。

【初诊】 2012 年 9 月 28 日。

【病史】 患者为一个体企业老板娘，因常在车间里高声说话，近日出现咽喉疼痛、干涩，声音嘶哑，严重时发声困难。西医诊断为声带息肉，咽喉炎，经抗生素治疗（具体不详）疗效不佳。刻见咽喉红肿，局部灼热干痛，声音嘶哑，苔薄白舌偏红，脉弦数。

【辨证】 肺热蕴结，日久生息肉。

【治法】 清肺润喉，利咽消积。

【处方】 玄参 15 克　　麦冬 15 克　　　桔梗 6 克

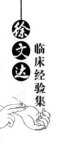

生甘草 5 克　　板蓝根 30 克　　黄芩 10 克

胖大海 5 克　　夏枯草 15 克　　米仁 30 克

浙贝 15 克　　　生牡蛎 30 克（先煎）

蝉衣 5 克　　　八月札 15 克

【二诊】 上方服用 7 帖后，2012 年 10 月 9 日复诊。咽痛减轻，声哑略有好转，但咽干仍较为明显，苔脉如前。效不更方，以原方加上南北沙参，继进 7 帖。

【三诊】 2012 年 10 月 16 日又诊，咽痛消失，声哑仍有，咽干，口干，舌红，脉细。考虑金水相生，肺肾互济，故改方如下：

生地 30 克　　　芋肉 12 克　　　淮山药 30 克

丹皮 10 克　　　南沙参 15 克　　北沙参 15 克

胖大海 5 克　　夏枯草 15 克　　米仁 30 克

浙贝 15 克　　　生牡蛎 30 克（先煎）

玄参 15 克　　　麦冬 15 克　　　桔梗 10 克

甘草 5 克　　　板蓝根 30 克

【四诊】 2012 年 10 月 23 日复诊，患者已无任何不适症状。依原方加减出入，前后共治疗两个月，复查声带息肉消失。

【按语】 声带息肉西医一般用手术治疗，但术后复发较多见。中医药治疗疗效确切，且预后较好，不易复发，值得推广。

【病例二】

钱某,女,56 岁。

【初诊】 2011 年 8 月 15 日。

【病史】 患者为菜市场销售人员,平时说话较多,咽喉部有异物感三年,近段时间出现声音嘶哑,严重时发声困难。经喉镜检查,提示声带息肉。刻见咽部暗红色,苔白腻舌质暗红,脉弦滑。

【辨证】 痰火蕴结咽喉。

【治法】 清热化痰利咽。

【处方】

玄参 15 克	麦冬 15 克	桔梗 6 克
生甘草 5 克	板蓝根 30 克	黄芩 10 克
苏梗 10 克	川朴 10 克	制半夏 15 克
陈皮 10 克	茯苓 15 克	胖大海 6 克
浙贝 12 克	生牡蛎 30 克(先煎)	
米仁 30 克	八月札 15 克	

【二诊】 上方服用月余,咽部异物感好转,发声基本正常。咽干,口干,苔薄白,质淡红,脉细弦。痰火之标基本消除,考虑久病气阴已亏,于是改方如下:

党参 30 克	焦白术 12 克	茯苓 15 克
炙甘草 5 克	陈皮 10 克	制半夏 10 克
玄参 15 克	麦冬 15 克	南沙参 15 克
北沙参 15 克	桔梗 10 克	板蓝根 30 克
夏枯草 15 克	浙贝 12 克	胖大海 6 克
生牡蛎 30 克(先煎)		八月札 15 克

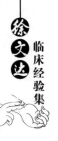

【三诊】 上方继进月余,诸症悉除。喉镜复查声带息肉消失。

【按语】 徐老治疗声带息肉的基本方是咽痛六味合消瘰丸,如息肉日久难消,可加炮山甲3克粉吞,以增强消肿散结之效。但临床症状变化多端,治标或治本,治肺、治脾或治肾,当须根据临床辨证,灵活变通,方能根治。

(张海斌整理)

斑　秃

斑秃是一种局限性的秃发，又名"圆形脱发症"，俗称"鬼舐头"。严重者可以出现头发全部脱光的现象，更有甚者，连眉毛亦一并脱去，则称之为"全秃"。笔者在临床上采用民间单方白信石合剂治疗本病，自1969年迄今，已达200余例，取效甚佳。现介绍如下。

一、药物组成

白信石0.6克，新鲜生姜3块（如大拇指头样大小），高度白酒60毫升。将上药装瓶泡浸，两天后取用。

二、使用方法

取浸制的生姜擦患处，边擦边蘸药液。每日3次，每次1~3分钟。擦的力度须轻重适中，太轻则药力发挥不佳，太重则容易擦破皮肤。

三、注意事项

如擦破皮肤，可用紫药水涂于患处，待愈后继续擦。七、八、九三个月天气炎热，不宜使用。本药有毒，只能外用，切忌内服。

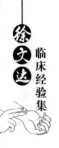

四、辅助治疗

为巩固疗效，防止复发，可以配服七宝美髯丹，每日 1~2 次，每次 9 克，或内服生发散（当归、制首乌、旱莲草、女贞子、菟丝子，剂量酌定）。如能外擦与内服配合，效果更好。

五、病例介绍

邵某某，男，29 岁，农民。于 1973 年 6 月来院门诊。右侧颞部有 6 厘米 ×7 厘米大小的脱发区，时间已一年余。经搽擦白信石合剂一瓶后，就有新发生长。

王某某，女，22 岁，职工。于 1969 年 3 月来院门诊。在头部有 4 厘米 ×7 厘米及 5 厘米 ×5 厘米大小的脱发区，经服用胱氨酸及注射维生素 B_{12} 等无效。用白信石合剂搽擦后，即生长新发。

（徐文达）

暑热的证治

一、概况

暑热证发于夏季暑气当令。在暑天时期内感染了热邪，在本身抵抗力减弱的情况下，就发病成为暑热证。暑天发热，轻则为暑热，重则为暑温。

暑热的定义：在夏天暑月中感染了热邪，因而引起发热、胸闷、头胀、肢倦、口渴等主症的称为暑热证。

暑温的定义：在夏季感染了暑热病毒，而引起的一种急性热病。其临床特点是发病急骤，初起即具壮热、烦渴、汗多等气分证候，传变迅速，易伤元气，多闭窍动风之变。

暑热证属暑月时行证，暑温证属于急性热病。

暑热证在临床表现中常挟有湿邪。因夏令暑气亢盛而湿气亦重，故在临床上除暑热之见证外，还兼见湿的症状。

二、病因病理

（一）病因

1. 外因：长夏酷暑，烈日当空，长途跋涉，汗出气伤，暑热乘虚感染为病。

2. 内因：体质虚弱，元气内亏，不足以抵御暑月之亢

211

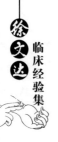

热,或摄生不慎,饮食起居失于节制。

（二）病理

暑邪热邪皆为阳邪,在人体虚弱情况下,感染了暑热之邪,就会出现发热。暑热最易伤元气,故全身乏力,热灼津伤,常见口渴引饮;暑热之邪闭塞皮肤腠理,使毛孔闭塞,故常无汗。有时热邪盛、阳气衰,时常出现自汗多,如挟湿邪,湿困中焦则感身重、胸闷、肢酸、纳呆、苔腻等现象。

三、诊断要点

1. 有明显的季节性,多发生在夏季暑气当令时期。

2. 起病大多急骤,有受热史。

3. 其主症为发热、自汗、胸闷、肢酸、乏力等典型表现。

四、辨证论治

（一）暑热在表

症见：身热,微恶寒,头胀痛而晕,时有呕恶感,肢酸重而乏力,纳差,胸闷,舌淡苔薄腻,脉濡。

证治：清暑泄热。

方药：藿朴夏苓汤加米仁、芦根、黄芩、六一散。

（二）暑热入脾胃

症见：身热,胸闷,腹满,呕吐,便秘,或腹泻纳差,口苦,苔黄腻,脉滑数。

证治：清泄暑热，健脾和胃。

方药：藿香正气散为主方，随症加减。

（三）暑热伤气

症见：高热，口渴引饮，头痛头晕，自汗，苔黄燥，脉洪大。

证治：清热涤暑，益气生津。

方药：人参白虎汤加味。

（四）暑多挟湿

1．暑热挟湿证

症见：身热不扬，头重如裹，胸闷肢酸重，纳呆，苔白腻，脉濡滑。

证治：清暑泄热，佐以化湿。

方药：藿香正气散加减。

2．暑湿困阻中焦

症见：发热烦渴，汗多，小便短赤，纳差，胸闷，身重肢酸，苔腻、黄白相兼，脉洪大。

证治：清暑化湿。

方药：白虎汤加苍术、藿香、佩兰。

（徐文达）

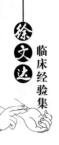

男性更年期综合征的证治

　　女性更年期已为人们所知，而男性更年期常被人们所忽略。实际上，男女两性都要从成年过渡到老年，这一阶段，即医学上所称的更年期。这一阶段出现的身体、精神和神经等方面的症状表现，就称为更年期综合征。由于更年期有其生理基础，因此男女在发病的年龄及症状、表现方面均有较大的区别。现代医学认为，男性更年期是由睾丸功能退化所引起的，睾丸的退化萎缩是缓慢渐进的，性激素分泌减少也是缓慢的，精子的生成在更年期也不完全消失，故男子的更年期来得较晚，出现的时间也很不一致，发病的年龄一般在50岁到60岁左右，临床表现轻重不一，轻者甚至无所觉察，重者可影响生活与工作。随着男性医学的发展，男性更年期逐渐被人们认识和重视，如何使男性顺利度过更年期是男性医学的一大研究课题。

　　男性更年期由于出现时间的不一致和体质、生活、精神等因素的影响，临床表现复杂多样。归纳起来主要有以下四个方面：

　　一、精神症状：主要是心情改变，如情绪低落、忧郁伤感、沉闷不舒或精神紧张、神经过敏、喜怒无常、胡思乱想、捕风捉影、缺乏信任感等。

二、植物神经功能紊乱：主要是心血管系统症状，如心悸、心前区不适或血压波动、头晕耳鸣、面热汗出；胃肠道症状，如食欲不振、腹部胀满、大便时闭时泄。

三、神经衰弱表现：如失眠、少寐多梦、易惊醒，记忆力减退、反应迟钝等；性功能障碍，常见性欲减退、阳痿早泄、精液量少等。

四、体态变化方面：全身肌肉开始松弛，皮下脂肪比以前多，身体变胖。

祖国医学本无男性更年期综合征这一病名，但在大量中医古籍中，有很多类似病症的记载，如《素问·阴阳应象大论》言："年四十，而阴气自半也，起居衰矣。年五十，体重，耳目不聪明矣。年六十，阴痿，气大衰，九窍不利，下虚上实，涕泣俱出矣。"上述是对男子的生长发育衰老的过程作了一定的描述。对男子生殖盛衰过程的观察也比较具体，如《素问·上古天真论》言："丈夫八岁肾气实，发长齿更；二八肾气盛，天癸至，精气溢泻，阴阳和，故能有子；三八肾气平均，筋骨劲强，故真牙生而长极；四八筋骨隆盛，肌肉满壮；五八肾气衰，发堕齿槁；六八阳气衰竭于上，面焦，发鬓颁白；七八肝气衰，筋不能动；八八天癸竭，精少，肾脏衰，形体皆极，则齿发去。"故男子更年期相当于六八到八八这一个年龄段。这一阶段，阳气衰，肝气衰，肾气逐渐衰竭，精血不足而出现肝阴血亏，肾之阴阳失调等等，都形成男子更年期的生理基础。多数男子通过脏腑之间的调节，能够顺利度过这一阶段而

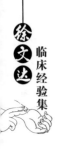

进入老年期。但部分男子由于体质、疾病、劳逸、生活、社会环境、精神等因素影响不能自身调节,从而出现一系列功能紊乱症候,即更年期综合征。

由于更年期是一个自然生理过程,更年期综合征是由各种因素影响这一生理过程而出现的病理现象,而表现为一定的症状。中医治疗是从整体观念出发,根据辨证论治,通过调和阴阳,调整脏腑功能偏盛偏衰,而能达到较好的疗效。

根据男子更年期的生理特点及各种病理因素导致脏腑功能失调的男子更年期综合征的病理特点,中医常从阳气衰、阴气衰、肾脏衰、肝郁气结等方面去考虑。肾虚包括肾阴虚、肾阳虚、肾阴阳俱虚,主要表现为植物神经功能紊乱和性功能障碍、体态变化等。肝郁指肝血亏虚、气失宣畅,主要表现为精神症状。我们认为"肾虚肝郁"是更年期综合征主要的发病机理,因此相应的治疗原则为"补肾疏肝"。

根据男子更年期综合征的不同症状表现进行辨证论治,是中医治病的核心,如肾阴虚多选用二至丸、六味地黄丸、左归丸等方;肾阳虚可用金匮肾气汤、右归丸;心虚胆怯、悲伤欲哭者,可用甘麦大枣汤、百合地黄汤;肝郁气结者,可用逍遥散、越鞠汤或柴胡加龙骨牡蛎汤等。只要辨证准确,处方用药适当,男性更年期综合征都能取得比较满意的疗效。

(徐文达、朱斐整理)

方药妙用

平胃四逆散的临床应用

平胃四逆散即平胃散和四逆散的合方。平胃散由苍术、厚朴、陈皮、甘草组成,是为湿困脾胃、气机阻滞而设,原方有姜枣调和脾胃;四逆散由柴胡、枳壳、白芍、甘草组成,在《伤寒论》中原治少阴热化之四逆证,但在今临床上凡肝郁证而见四肢厥逆,或肝脾不和以致脘腹胁肋诸痛及寒热往来者,皆可应用。临床上治疗肝脾不和、湿困脾胃等证时,每每把两方合用。现集医案数则介绍如下。

【病例一】 中焦气滞湿阻

林某,女,38 岁,工人。

【初诊】 1981 年 7 月 28 日。

【病史】 近三天来自感腹胀,食入更甚,纳谷不香,腰酸乏力。二胁时有胀满疼痛,伴寒热。平素有胃病史。舌淡苔白腻,脉弦滑。

【辨证】 脾胃不和,气滞湿阻。

【治法】 调和脾胃,理气化湿。

【处方】 平胃四逆散加减:苍术、生白芍各 12 克,川朴、柴胡、炒枳壳、藿香各 10 克,陈皮、木香各 6 克,生甘草 5 克。3 帖。

【二诊】 药后腹胀胁痛减轻,唯胃纳欠佳。原方加炒

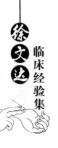

谷麦芽各 15 克,3 帖。

【三诊】 上药服后诸症悉除,自觉少气乏力,多食则稍感腹胀,苔薄白,脉缓,以香砂六君子汤加焦六曲 5 帖善后。

【按语】 由于脾胃不和,湿阻中焦,运化失职,故出现腹部胀满不舒。素有胃病,则脾胃虚弱失于健运,食入胀甚,纳谷不香。湿邪内阻,卫阳被遏,故寒热时作。湿困中焦,络气痹阻,肝失条达,故二胁胀满作痛。苔白腻、脉弦滑均为湿浊内阻之征。方以苍术、川朴苦温燥湿和中,陈皮、枳壳、木香消胀除满、理气止痛,柴胡疏肝条达并除寒热。配白芍养血柔肝,合甘草功专止痛。藿香芳香化湿以醒脾胃。诸药合用,使脾胃调和,健运有权,气机调畅,湿浊得化而愈。

【病例二】 肝胆湿热阻滞

沈某,男,31 岁,农民。

【初诊】 1981 年 2 月 18 日。

【病史】 右上腹疼痛且胀三天,口苦纳呆,胸闷呕恶,进食后疼痛更甚。便秘尿黄,舌苔薄黄腻,脉弦滑。肝功能检查正常,巩膜无明显黄染。触诊肝脾未及,胆囊点有明显压痛。血常规检查:白细胞 10700 / 立方毫米、中性 80%、淋巴 20%。尿三胆检查:胆红素阳性,尿胆元强阳性,尿胆素强阳性。

【辨证】 肝胆湿热,疏泄失职。

【治法】　疏肝利胆,佐以燥湿清热。

【处方】　平胃四逆散加减:生白术、川朴、柴胡、炒枳壳、茯苓、生白芍、生军(后入)各10克,陈皮、生甘草各6克,虎杖、蒲公英各15克,广金钱草30克。5帖。

【二诊】　药后疼痛减轻,大便仍欠通畅,舌脉如前。治宗原法,上方加广郁金10克。5帖。

【三诊】　药后便畅痛瘥,纳谷转香,仅饭后右上腹部有隐痛,舌苔薄白。诸症减轻,效不更方,续予原方加米仁30克,并减轻生军用量。5帖。

【四诊】　诸症悉瘥。尿三胆检查:尿胆素弱阳性,胆红素阴性,尿胆元阴性。胃纳欠佳,身感乏力。肝胆湿热渐清,脾胃虚弱已显,故以健脾和胃,佐清热利湿之剂,方用归芍六君子汤加广金钱草、焦山楂巩固。

【按语】　此例西医诊断为胆囊炎。方用平胃四逆散清湿热、利肝胆、调脾胃,加入金钱草、虎杖、蒲公英、郁金以清热利湿、疏肝止痛,茯苓、米仁利尿渗湿健脾,生大黄泻火通便、攻秘导滞,并有利胆之功。药后湿热清利,肝胆疏泄,腑气通调,故诸症悉愈。

【病例三】　食伤腹泻

徐某,男,23岁,工人。

【初诊】　1980年5月13日。

【病史】　前天因暴饮暴食引起胃脘胀痛不适,纳呆口臭,腹泻日3—4次,量少,泻而不畅,泻后胀痛稍减,所泻

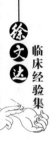

之物完谷不化,矢气奇臭。舌苔黄腻,脉弦滑。经大便检验,发现食物残渣及大量脂肪颗粒。

【辨证】 暴食伤胃,食滞腹泻。

【治法】 消食导滞。

【处方】 川朴、柴胡、茯苓各10克,生白术12克,炒枳实、陈皮、生军(后入)各6克,生甘草3克,炒莱菔子、焦山楂各15克。

【二诊】 3帖后腹痛已瘥,大便调匀,纳谷转香。

【按语】 本证为饮食所伤,宿食内停,食伤脾胃,传导失职,升降失常而致腹泻。以平胃四逆散出入治之,加莱菔子、山楂消食导滞、宽中除满,更以生军荡涤积滞,以取速效。

【病例四】 肝木恣横胃痛

仇某,女,29岁,工人。

【初诊】 1980年7月3日。

【病史】 上腹部疼痛历时一年多,胃脘饱满不舒,食后尤甚,嗳气频作,泛酸口苦,叹息或矢气后,胀满可暂时减轻。大便时溏时秘。舌苔薄腻,脉弦。经纤维胃镜检查,诊断为慢性浅表性胃炎(胃窦部)。

【辨证】 肝郁气滞,横逆犯胃。

【治法】 疏肝理气,和胃止痛。

【处方】 川朴、苍术、生白术、柴胡、香附、炒枳壳、生甘草、川楝子各10克,生白芍12克,元胡、蒲公英各15克,乌贼骨（先煎）30 克。5 帖。

【二诊】　药后胀满稍减,大便日行一次,舌脉、余症如前,续以原方去柴胡加香橼皮 10 克、广郁金 12 克、焦山楂 15 克,5 帖。后以上方加减连服 20 余帖,临床症状基本消失,纳谷亦香,二便自调,苔薄白,脉缓。唯觉少气乏力、头晕多梦。方拟归芍异功散加川楝子、丹参、焦山楂等,10 帖后诸症消失。一个月后经纤维胃镜复查证实,胃窦部炎性病灶消失。

【按语】　慢性胃炎是以胃黏膜的非特异性慢性炎症为主要病理变化的胃病,临床上以慢性上腹部疼痛及消化不良为主症,根据本病特点,可概括在祖国医学"胃脘痛"之例。本例胃脘痛乃肝失疏泄、横逆犯胃、气机阻滞、胃失和降而致,故拟疏肝理气、和胃止痛为治疗大法。肝木恣横,冲逆犯胃之证,辛香理气之品不甚适宜,故在二诊时去柴胡之辛燥,加香橼皮使理气不伤阴,如此则肝木横逆得以制遏,胃气调和而脘痛自定。

【病例五】　肝郁气滞血瘀

王某,男,57 岁,干部。

【初诊】　1981 年 5 月 26 日。

【病史】　发病年余,两胁疼痛走窜不定,时痛时瘥,以胀痛为主,胸闷不舒,饮食减少。半年前,因妻病逝后忧伤疲劳,胁痛加剧,痛如锥刺。夜寐不安,手足麻木微有震颤,夜间时常抽筋。面色黧黑,精神不佳。舌质暗边有

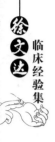

紫点,苔薄白腻,脉弦细。某医院诊断为"肋间神经痛"。

【辨证】 肝郁气滞,瘀血阻络。

【治法】 疏肝理气,活血化瘀,佐以养血通络。

【处方】 柴胡、元胡各 15 克,焦白术、赤芍、炒白芍各 12 克,川朴、炒枳壳、当归各 10 克,陈皮、清甘草、川芎各 6 克,丹参 24 克。5 帖。

【二诊】 药后胁痛渐瘥,夜寐亦安,时有嗳气叹息,舌质偏红,边有瘀点。效不更方,续用前方去川朴,改柴胡为 6 克,加佛手片、旱莲草各 15 克,连服 15 帖,诸恙渐平。

【按语】 患者体素虚弱,肝血本亏。组方以疏肝解郁、理气止痛为主体,配以丹参、当归、川芎养血活血、祛瘀生新,佐焦白术、陈皮健脾和胃以助生化。复诊时舌质偏红而干,原方去川朴并减柴胡用量,以防耗气耗血,劫伤肝阴。必须舍刚用柔,寓养于通,始为恰当。

【病例六】 梅核气

陈某,女,39 岁,工人。

【初诊】 1992 年 10 月 6 日。

【病史】 患者两月前与人争吵后感咽喉不适,如物梗阻,不疼不痒,不碍饮食。在注意力分散时症状若失。曾去五官科检查,无异常发现。前医曾以半夏厚朴汤治疗,其效不显。刻诊:精神抑郁,神疲倦怠,咽喉如梗,胸闷脘胀,嗳气时作,纳呆便溏,舌淡红苔白腻,脉弦滑。

【辨证】 肝郁脾滞,痰气交阻。

【治法】　疏肝理脾,化痰利咽。

【处方】　苍术、川朴、陈皮、柴胡、炒枳壳、郁金各 10 克,生白芍 15 克,浙贝 15 克,大力子 5 克,生甘草 3 克。

【二诊】　服上方 4 帖,诸症好转。效不更方,前方续服 5 帖。半月后患者因胃痛又来就诊,告知咽喉梗阻之疾已除。

【按语】　治梅核气以半夏厚朴汤最常用。但本例患者病由肝郁而起,木郁乘土,脾运失健,法当疏肝与运脾并进。半夏厚朴汤略显疏肝之力不足,改投平胃四逆散,少佐化痰利咽之品,药证相合,故能取效。

【病例七】　痛经

王某,女,22 岁。

【初诊】　1990 年 12 月 16 日。

【病史】　患者经行腹痛两年。每于月经来潮前即感小腹部疼痛,喜温喜按。两胁肋部及乳房胀满。月经后期,经行量少,色暗,时夹血块。平素纳呆带多。舌淡暗,苔白腻,脉弦滑。

【辨证】　寒湿凝聚,气滞血瘀。

【治法】　温经化湿,理气活血。

【处方】　平胃四逆散加红花、丹参、乌药、桂枝、元胡。

【二诊】　3 帖后经量增多,腹痛消失。嘱下次月经来潮前三天,再服本方 5 帖,并在经后给理气健脾之逍遥散

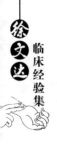

调理。如此调治三月,经期仅感少腹微胀,而告病愈。

【按语】 本例患者痛经两年,多用活血调经之药而乏效,说明其病机非单纯气滞血瘀。诊时见其舌苔白腻,追问病史,平素纳呆带多,且喜温喜按,此乃脾阳不振、寒湿内阻之明证。气血为寒湿所凝,运行不畅,不通则痛,治宜温经化湿、理气活血,故选用平胃四逆散加活血温经之品而取效。

【病例八】 湿热腹泻

姚某,女,36 岁。

【初诊】 1992 年 12 月 28 日。

【病史】 患者两月前发热,体温 38℃。腹泻清水便,日三四次,伴恶心呕吐,吐出胃内容物。经西医抗菌治疗后热退,呕吐止,大便次数减至日一两次,但泻下急迫,便质清稀,无黏冻,无腹痛,继续抗菌治疗无效,遂求治于中医。扪下腹部可闻有气过水声,查其舌淡红苔白腻,脉弦滑。

【辨证】 气滞湿阻,脾运失健。

【治法】 理气化湿。

【处方】 平胃四逆散加味。处方:苍术、川朴、陈皮、柴胡、炒枳壳、青木香、鸡内金、焦六曲各 10 克,生白芍 30克,川连 3 克,甘草 8 克。

【二诊】 3 帖后大便转实,肠鸣除,但感精神疲乏,乃以参苓白术散善后。

【按语】 经云：“湿胜则濡泄。”泄泻多由湿邪所致，湿邪内盛，阻碍气机运行，形成湿盛气滞之势，用平胃四逆散，既化湿又行气，临床上屡用屡验。

体　会

平胃散以燥湿运脾为主，四逆散则以疏肝理气为要，二方合用有肝脾同调之妙。临证时只要把握气滞湿阻的病机，可用于多种内科杂病的治疗，体现了中医治病“一病有多方，一方治多病”的特点。

（徐文达、孔丽君整理）

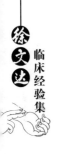

丹溪学说及"越鞠丸"的临床应用

金元时代四大家之一的朱震亨,字彦修,浙江金华人,世居丹溪,世人尊称为"丹溪翁"。

他学识渊博,毕生研读《内经》且好理学,初曾从当时著名哲学家许谦,后又受业于钱塘名医刘河间再传弟子罗知梯,得河间之传,旁通张从正、李东垣之学,在学术上以哲学与医学相结合,贯穿诸家,博采众长,治学严谨,多发挥经旨,创议新说。著有《格致余论》、《局方发挥》、《伤寒辨疑》、《本草衍义补遗》、《金匮钩玄》、《外科精要发挥》等书,以《格致余论》与《局方发挥》为其代表著作,流传的《丹溪心法》及《丹溪心法附会》是后人根据其临床经验编成的。

丹溪学说的主要观点集中反映在"相火论"和"阳有余阴不足论"等论述中,究其学术渊源实始自《内经》,并通过医疗实践,把它和临床密切结合起来,谆谆示人勿妄动相火和保存阴精的重要作用。

朱氏身处于宋朝官府所订《局方》盛行时代,在医学界尚存着"重方药,轻理论"的不良风气。《局方》中香燥之剂伤阴液的流弊,比比皆是。朱氏目睹这种情况,潜心研究,深有所得,所著《局方发挥》列举许多病证,剖析辛香燥烈之剂的危害性,特别对阴虚血枯的人更当禁忌。

为了补救时偏，他特别重视滋阴降火，无论在养生、治疗各方面都突出这种主张。影响所及，在一定程度上扭转了《局方》流行而造成的危害，其后多评其为开"养阴学"之先河，故后人称其为"养阴派"。

丹溪翁虽是以养阴为主体治疗疾病，但由于其学识渊博，贯穿诸家，博采众长，对郁证的论治提出了许多新的见解。他说："气血冲和，万病不生，一有怫郁，诸病生焉。"可见郁证的主要病因是情志怫郁影响气机，基于这一认识，朱氏创"六郁"之说。所谓六郁即气、血、痰、火、湿、食，六者之中总是先有气郁而后影响其他，而郁久又都能化热化火。

根据六郁之说，丹溪立"越鞠丸"一方。该方的主要作用是开郁舒气，能使气机通畅，而六郁皆舒，痛闷均除。方用辛温芳香的香附开气郁，苍术燥湿郁，川芎调血郁，栀子苦寒解火郁，神曲消食郁。脾虚生湿，湿聚为痰，故以苍术健脾燥湿而除痰郁。湿痰由郁生，五郁消散，痰郁自除。但在临床上，其郁有侧重，单以一味之药治疗郁证，似属不足，必须增加药味以治其疾。

附述典型病例如下。

【病例一】

陈某，女，30岁，纺织工人。

【初诊】 1982年5月5日。

【病史】 患者平素肝气素旺，动则生气、烦恼，一不

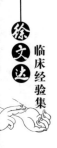

称心则怒火常发,胸中满闷胀痛,头项疼痛,口苦,乏力纳少,夜睡不安多梦。舌质红苔薄腻,脉弦滑。

【辨证】 肝郁气滞,以气郁为主。

【治法】 平肝理气,芳香开郁。

【处方】 越鞠丸合平胃散加木香、佛手、郁金。

【病例二】

王某,女,28岁,五金工具厂工人。

【初诊】 1981年8月6日。

【病史】 患者平素胸闷不舒,时有偏头痛,经来不畅,腹痛腰酸,量少,行经期长,伴黑块,经后有白带。舌尖红脉弦滑。

【辨证】 肝郁血瘀,以血郁为主。

【治法】 平肝调血。

【处方】 越鞠汤合平胃散加丹参、桃仁、红花。

【病例三】

陈某,女,41岁,铸钳厂工人。

【初诊】 1981年1月9日。

【病史】 患者平素常咳嗽多痰,痰多色白,量多吐不尽,胸肋时痛,纳谷不香,大便时溏。舌淡苔白腻,脉濡滑。

【辨证】 痰湿内阻,以痰郁为主。

【治法】 化痰湿,佐以行气止咳。

【处方】 越鞠汤合平胃散加姜半夏、胆星、丝瓜络。

【病例四】

王某,男,28 岁,中药厂工人。

【初诊】 1982 年 4 月 17 日。

【病史】 患者上腹部经常疼痛,呕恶噫酸,吐食,内有灼热感,口苦咽干,夜睡多梦,便艰,舌质红,脉弦数。

【辨证】 肝气犯胃,气逆化火,以火郁为主。

【治法】 平肝清火。

【处方】 越鞠汤合平胃散,苍术易白术加左金丸、石斛、蒲公英。

【病例五】

冯某,女,28 岁,食品厂工人。

【初诊】 1981 年 12 月 4 日。

【病史】 患者平素脾胃功能薄弱,体质消瘦,吸纳欠旺,纳呆少食。近因情志不遂,吃糕团之食引起上腹部胀痛不舒,时有噫酸,口淡。舌淡苔腻,脉弦数。

【辨证】 脾胃虚弱,气阻食滞,以食郁为病。

【治法】 理气化食导滞。

【处方】 越鞠汤合平胃散加焦山楂、炒谷麦芽、鸡内金。

【病例六】

张某,男,22 岁,水产公司工人。

【初诊】 1981 年 8 月 3 日。

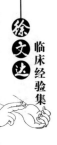

【病史】 患者平素嗜烟茶，家中常有争吵，时觉胸闷头胀，纳谷不香，肢体酸重，常有浮肿，便溏，完谷不化。舌质淡，苔白腻，脉濡滑。

【辨证】 脾虚湿重，湿困中焦，完谷不化，以湿郁为主。

【治法】 健脾化湿，平肝理气为佐。

【处方】 越鞠汤合平胃散加茯苓、米仁、葛根。

体 会

一、根据朱氏六郁之说，丹溪立"越鞠丸"，用药大多辛香行气以开郁导滞，气行则血行，而其他诸郁，如痰、湿、食、血、火自然迎刃而解，可见诸郁重在调气。

二、六郁之病，时有侧重。应加强药味以解其郁，如气郁者加木香、郁金、佛手，血郁者加丹参、桃红、茜草，痰郁者加半夏、胆星，火郁者加条芩、川连、蒲公英、银花，湿郁者加米仁、茯苓，食郁者加山楂、鸡内金。而诸郁皆以气郁为先，这是无可非议的。

三、郁者以肝为主，肝病必犯胃，故郁证者多兼胃病，在临床上常合平胃散治疗，多验。

四、遵丹溪之意，越鞠丸方多辛香行气燥烈之味，故对阴虚病人宜多注意护阴，方不致弊。

（徐文达）

温胆汤的临床应用

"温胆汤"方出唐朝孙思邈所撰之《千金要方》，随后编入《和剂局方》。该方由半夏、陈皮、茯苓、甘草、枳实、竹茹等六味药（原方中有生姜、红枣）组成。临床上据《千金要方》中所载之主证而每用于胆虚寒热、虚烦不得眠、惊悸不安、多梦易惊及肝胃不和之口苦、胸闷呕吐泡沫、咳嗽多痰等症。后世常用温胆汤加减治疗一切有形无形之痰，因而有"痰湿总方"之称。其方义见于下：

半夏辛温辛燥，能燥湿化痰和中止呕，为君；陈皮辛苦温，理气化痰健胃，茯苓甘淡，健脾渗湿，为臣；枳实苦微寒，宽胸和胃理气，竹茹甘微寒，化痰止呕宁神，为佐；甘草甘平，和中健脾，为使。诸药合用，具有燥湿化痰、理气和中、清虚热、安心神之功。

本方随症加减，配合恰当，临床应用范围甚广，屡试屡验。此方不仅是治痰湿、肝胆病之方，而且是和胃之妙方。方中二陈汤健脾和胃降逆，再加枳壳宽胸和胃理气消滞、竹茹降逆化痰，有宣通中焦气机而使湿化痰消之功。方名"温胆"，乃温通之温，非温凉之温。故叶天士治湿热类邪留三焦以温胆汤分消走泄。

胆为中正之官，清净之腑，若病时或病后均有痰气未消之候，留于胸胃肠之间，日久气郁生痰，痰与气搏产生

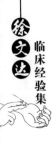

内热之证，导致少阳之气失其调和，出现口苦、呕恶、口干、胸闷、胃胀、纳呆等。临床上此证甚多，故在治疗中常以此方为基础增加一二味药，其效用很广。

现将温胆汤的临床应用简介如下。

1. 加柴胡名"柴胡温胆汤"。主治寒热夹痰湿证，症见寒热往来、咳嗽多痰、口苦胸闷、苔薄腻脉弦等，亦可用于治疗痰核及肝胃不和之证。

2. 加生地名"生地温胆汤"。主治阴虚有痰湿证，症见平素阴虚口干舌燥，复有痰饮咳嗽，舌质红，脉滑数。

3. 加山栀名"山栀温胆汤"。主治肝火挟痰湿证。症见肝火素旺，有口苦身热、虚烦少寐等。临床上加礞石、胆星、石菖蒲、郁金可治疗痰厥癫痫。

4. 加川连名"川连温胆汤"。主治痰湿兼挟心胃之火甚者，症见心悸烦热、咳嗽多痰、呕吐不已、吐酸反胃等。也可治疗蛔虫症及胆道蛔虫症及胃窦炎。

5. 加黄芩名"黄芩温胆汤"。主治痰湿挟肺火证。症见痰湿内蕴兼有肺火，咳嗽身热，咳痰不多，痰带腥臭，苔腻，舌尖红，脉滑数。

6. 加人参、酸枣仁名"参枣温胆汤"。主治痰饮病心气不足者，症见气虚少力，咳痰不多，夜不安睡，舌质淡，脉沉细。

7. 加桂枝名"桂枝温胆汤"。主治痰饮病有身痛者，苔薄质淡白，脉沉滑。此寒湿入络，故取桂枝辛温以达四肢而去寒湿。

8. 加白术、苍术名"二术温胆汤"。主治脾虚湿重者。患者体质素虚，脾失健运，以痰如水样、咳痰不止、量多，便溏形寒者，脾虚痰湿重，治以健脾利湿化痰。

9. 本方去竹茹加南星，名"导痰汤"。治疗痰厥头痛头眩、胸膈痞塞之症。

10. 加香附、苏叶名"香苏温胆汤"。主治内阻痰湿、外感风寒之证。症见恶寒身微热、头痛咳嗽、鼻塞流涕、多痰及舌淡，苔薄腻，脉浮紧。

11. 加杏仁、象贝名"杏贝温胆汤"。治疗痰湿咳嗽而咳嗽声重、痰多易咯者。

12. 加藿香、川朴名"藿朴温胆汤"。治疗痰湿兼挟暑热证。症见夏月身热胸闷纳呆、咳嗽多痰、呕恶及舌质淡，苔白腻，脉滑，用芳香之藿朴以清暑化湿。

13. 加川朴、杏仁名"朴杏温胆汤"。主治痰湿入络证（肋间神经痛），症见咳嗽多痰、胸肋疼痛，常加入丝瓜络、白芥子，效更好。

14. 加山楂、莱菔子名"楂菔温胆汤"。主治痰湿兼挟食积证，症见咳嗽多痰兼有积食，腹痛、便溏或便艰、脘腹胀满者。

15. 加桑叶、菊花名"桑菊温胆汤"。主治外感风热未净，兼有痰湿证，症见咳嗽多痰、身热头痛鼻塞或热退而有咳嗽兼头痛头晕者，以清除外邪兼化痰和胃。

16. 合三子养亲汤名"三子温胆汤"。主治痰湿重而有咳嗽气喘者。临床上多见咳嗽气急痰多色白，本方既

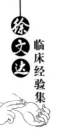

化痰湿又平气喘。喘急者可加葶苈子。

17. 合平胃散名"平胃温胆汤"。主治痰浊内阻、湿困中焦之证。症见咳嗽多痰兼见胸闷胃呆、苔白腻、脉弦滑者。

18. "十味温胆汤"（即温胆汤去枳壳加川芎、远志、枣仁、党参、生熟地）。治疗心气虚胆气寒神志不宁之证。症见夜不安寐、头痛头晕、心悸怔忡、健忘易惊、多痰等。

19. 合甘麦大枣汤。临床上多治疗癔症（神经官能症或精神分裂症）。

古人云："痰为百病之主，百病多因痰作祟。"在此学说指导下，凡临床上所见之顽痰怪症，皆可用祛痰方法，以温胆汤加减进行治疗而获效。

（徐文达）

大柴胡汤的临床应用

"大柴胡汤"用于治疗少阳证的兼证,是既能解表、又能攻里的表里之剂。因为表里同病,单用解表的方法,不但里证不能消除,还可能由于发汗而使里证加重。如果单用攻里或清里的方法,表邪也可能"内陷",产生不良的后果。所以在表里之证皆为急迫的情况下,就要考虑用表里之剂进行治疗。伤寒六经病中表里同病有:(1)太阳阳明同病(指的是临床上具有恶寒发热、头痛、脉浮之太阳病,以及发热、自汗、口渴或腹满便闭之阳明病,二经之主证合而称为太阳阳明同病)。(2)太阳少阳同病(既有太阳经之主证,又见少阳经主证,即寒热往来、胸胁苦满、默默不欲饮食、心烦喜呕、口苦、咽干、目眩等症,合并出现,称太阳少阳同病)。(3)少阳阳明同病(既有少阳经证又有阳明经证,故称)。

本方由柴胡、枳实、黄芩、姜半夏、炒白芍、生军、生姜、大枣八味药组成(一方无大黄,但若不加恐不为大柴胡汤),具有清热解表、和胃降逆、利肝胆、去积滞等作用(攻内解外,表里兼治方)。

临床上见到寒热往来或发热微恶寒、心下痞硬、呕吐、烦渴、腹满便闭等,是既有表证也有里证的表里同病证,都可以用表里之剂 —— 大柴胡汤方进行治疗。方中,

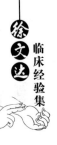

柴胡解表热，黄芩清里热并能止渴除烦，两者合用和解少阳往来寒热；大黄、枳实攻里去积、通便泄热，芍药敛脾益阴；半夏和胃降逆而止呕恶；姜枣和营卫而行津液。诸药合用共奏解表清里、通利三焦之功。

我在临床应用此方甚广，灵活加减，凡外感杂病（包括外感热病早期及肠胃系统、肝胆系统等疾患）皆可用之。现将本方加减出入治疗各种疾病综合如下。

1. 凡见恶寒发热或往来寒热、呕恶口苦、腹满不食便少等症就可用该方治疗。如体弱、无腹满便闭者，处方中可去生军（老年虚弱者可去之，一般者可不去，取其泄热祛邪之药力）。

2. 如见恶寒甚、发热少又头痛无汗、全身骨节疼痛者，为表里同病而以表证重者，原方去生军加荆芥（祛风解表而退热）、防风（疏解风邪，能止头痛），合而增强解表之力，发汗而退寒热，肌表郁热重者可以从汗而解。

3. 如见发热重、自汗者，原方加知母以清热滋阴，加石膏以清阳明实热，增强退热功能，热退而汗自止。

4. 如兼口渴者加知母、花粉以生津止渴，养阴生津而口渴自止。

5. 治湿热证，但须去大黄（湿热病早期忌下，恐伤肠胃，使脾虚不能运湿）加入苍术以燥湿，加米仁利湿，加六一散渗湿。

6. 寒热挟食积证，症见寒热往来，有多食多饮史，并引起腹胀疼痛，便闭或艰或溏，可用大柴胡汤加山楂消肉积,加木香理气,加槟榔导滞,三者合用能治积食证。

7. 湿热痢,症见寒热往来或恶寒发热、呕恶、腹痛、里急后重、便出红白冻,可用本方加香连丸(或木香、川连)。

8. 如发热便闭多日,所谓大肠实热、燥粪内结者,可用大柴胡汤加元明粉冲服。

9. 如症见发热已久、小腹胀痛者或发热期适来月经,均可用大柴胡汤加桃仁、红花,并可防止热入血室证(如发热期月经一见即止,小腹胀满疼痛,晚上热更甚者,此热已入血室,当用桃仁承气汤泻下破瘀)。

10. 如症见里实甚者,"痞满燥实坚"五候俱见,则用大柴胡汤合大承气汤,此釜底抽薪法。

11. 如发热后全身发出红痧者,可用本方加桃仁、红花、连翘、归尾、升麻、生地,病属血分热毒,方有解毒活血汤意。

12. 在治疗肝炎上,适用于黄疸型肝炎。中医辨证为湿热黄疸,用大柴胡汤加垂盆草(平肝泻火、利湿退黄)、茵陈(清热退黄)、山栀(泻火清热);适用于无黄疸型肝炎,中医辨证为肝经郁火,用大柴胡汤加垂盆草、丹皮(清肝热)、龙胆草(泻肝火)。

13. 治疗胆囊炎,症见恶寒发热,右上腹疼痛放射右肩胛部及右腰肋部,腹满便闭,苔黄腻,脉弦滑或弦数。中医辨证为胆道湿热,用本方加金钱草、胡连、虎杖、香附,去姜枣。如白腻苔为湿偏重,用平胃四逆散加金钱草、虎杖、胡连、香附、山楂、生军。

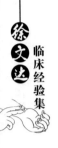

14. 治疗胆石症,症见右上腹部阵发性绞痛、汗出如珠、发热呕吐、腹痛便闭,时巩膜黄染,苔黄腻,脉弦紧,方用大柴胡汤加金钱草、海金沙、石苇、木香、元胡、朴硝,去姜枣。

15. 胆道感染,患者胆囊手术后,右上腹牵拉性疼痛或胀痛、恶寒发热口苦、腹胀便艰,可用大柴胡汤加金钱草、蒲公英、胡连、香附、郁金。

16. 胆道蛔虫症,如有寒热往来者,可用大柴胡汤加胡连、槟榔、乌梅。

17. 疟疾而发热重者,也可用大柴胡汤加常山、槟榔。

总之,本方是和解之总方,伤寒三阳证之统方,也是治疗肝胆脾胃病之常用方。所以说处方用药全在于灵活运用,正如清代汪昂老人所说的"加减临时在变通",切实做到"执古而不泥古",这样方能对我们后学者有启发作用。

（徐文达）

丹参的临床应用

活血化瘀法是祖国医药学治疗血瘀证的一种独特疗法，它是我国劳动人民在长期与疾病作斗争中创造出来的一个重要经验。近年来，瘀血学说和祛瘀疗法已引起了重视，并有了新的发展，不仅在防治各种常见病和多发病（如冠心、慢支、肺心、肾炎、肿块及妇科疾病）中取得了不少新经验新成果，而且应用于一些原来必须手术治疗的疾病（如宫外孕、急腹症、脉管炎等），免除了开刀手术，还使一些所谓不治之症（如类风湿、硬皮病、红斑性狼疮以及各种恶性肿瘤）逐步向可治方面转化。可喜的是，中西医结合进行了有关瘀血证在生理病理方面的探讨。祛瘀疗法原理的研究与祛瘀药物的药理实验，为中西医结合，为我国新医学新药学开拓了广阔的前途。

现将我在临床上应用活血化瘀疗法，采用"丹参"这一味药物的情况，作简略介绍。

丹参味苦性微寒，入心肝二经。其功效有祛瘀生新、活血养血调经、行气止痛、安神宁心、止烦满、排脓、破积聚肿毒等，广泛应用于临床所指的血瘀证或挟瘀之证，并且实践证明用之有良好的疗效。古人经验云："丹参一味，功同四物。"说明丹参一味药有行血化瘀、养血调经、使瘀血去而新血生的治疗功效，故与四物汤的治疗作用一样，

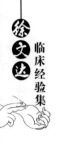

也说明丹参这一味药在临床药物学上的重要地位。

（一）用于肝胆系统方面，取其解郁理气止痛、散瘀消坚、养血安神等作用。

1. 用于肝炎后期肝区痛症。肝炎后期肝区疼痛，主要病因为肝脏本身受郁火熏蒸，久则气滞血瘀。每用丹参、香附、郁金、川楝子、石见穿、蒲黄、五灵脂等。丹参之镇痛作用已被动物实验证实。据报道，丹参对肝区疼、胃疼、胁痛、头痛、胰腺炎急腹痛、腰腿痛、肋间神经痛等十七种疼痛均有效，止痛有效率为 92%，好转率为 7.7%，无效为 0.3%。

2. 用于消肝脾肿大。肝脾两脏久因火郁，逐渐形成瘀血内阻，日久导致肿大。如脾肿大古人称"疟母"，原因为久患疟疾后脾受损伤形成瘀血内阻，随后逐渐增大。取丹参之活血养血、破瘀消坚的功能，使瘀消血活，软化缩小肿大的肝脾。每选用丹参、内金、鳖甲、牡蛎、三棱、莪术、赤芍、当归等。

3. 治疗早期肝硬化证。我常用丹参为主药合用膈下逐瘀汤，祛瘀活血、养血和血，软化肝脏。据《新中医》杂志文献综述报道，丹参治疗晚期血吸虫病肝脾肿大疗效较好，肝肿大缩小 44%，变软 56%；脾肿大缩小 48%，变软 52%。治疗各型肝炎，促进肝功能好转，血清总蛋白、白蛋白上升，麝浊度降低，血球蛋白比例好转等，总有效率为 89%。对迁肝活动期有促进肝功能好转作用，恢复功能时用量要大（24—30 克）。

一般认为丹参能使肝脏功能好转，使肝肿大缩小、变软，符合解郁散瘀消坚之理论，对肝区疼痛止痛疗效也较好。丹参除能改善肝脏生理机能外，尚具有解毒作用，能促使肝细胞再生。

（二）在防治冠心病方面，取其活血祛瘀、理气止痛、和血养血、清心除烦等作用。

治疗胸痹症（心绞痛）。胸闷胸痛（心前区疼痛），放射至左手臂部疼痛，心悸、唇紫、手足不温等症，常以丹参为主药。如本人常用丹参、降香、瓜蒌、薤白、香附、桂枝、泽泻、首乌（冠心八味）或丹参、赤芍、川芎、红花、广木香、元胡、参三七等药来活血宽胸。目前临床上广泛应用的丹参舒心片（丹参提取物 0.2 克），每日 6 片，据报道有效率为 80%，服药两月疗效可提升到 95%，对心电图改善率为 57%。

近有报道丹参注射液治疗心绞痛有效率达 93%。动物实验证实丹参之所以能用于治疗冠心病，是因为丹参有扩张冠状动脉、增加血流量的作用。经测定，增加冠状动脉血流量 70% 以上，血压降低为 31%，冠状动脉阻力降低为 44%，心率减慢为 19%。

上海市复方丹参协作组以丹参、降香制成复方丹参注射液，长海医院以丹参、红花、郁金、瓜蒌等制成"红金片"治疗冠心病，都取得了较好效果，对缓解心绞痛、降低血脂及改善心电图均有明显的作用。

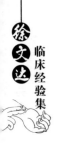

（三）用于降血脂方面，取其祛瘀生新、活血清心、除烦消满等功能。

我在临床上对高脂血症（胆固醇增高、甘油三酯增高），常应用丹参、首乌、山楂、决明子、荷叶等药，有明显的降血脂疗效。实验证明丹参对动脉壁油脂类含量没有明显影响，但可降低肝中之脂类，特别是甘油三酯，因而推测可能是丹参促进脂肪在肝脏内氧化作用有关。

（四）用于治疗高血压病，取其苦味微寒之药性作用及其活血祛瘀、清心除烦、养血安神等功能。

我在临床上对治疗高血压病，特别是心源性高血压，有心悸胸闷、心烦失眠等症者，常应用丹参，其减轻症状疗效明显。据报道，丹参穴位注射（曲池、足三里）治疗高血压危象具有明显的降压和改善症状作用，疗效十分满意。上海曙光医院列为常规使用。

但对血压偏低患者，注射丹参后反而能升高血压。这可能是因为丹参有调整血管舒缩中枢之功能，或说对大脑皮层有调节作用。

（五）治疗脑血栓形成方面，取其祛瘀生新、活血养血的功能。

我在临床上治疗脑血栓形成，如脑血管血栓性瘫痪以及血栓阻塞引起两手发抖、痉挛等症，常用丹参合血府逐瘀汤，均有较好的效果。据报道，丹参静推治疗脑血栓形成，近期疗效为 85% 以上。

（六）治疗心律失常（心悸怔忡症），取其祛瘀活血、清心除烦、活血养血、镇静安定等功能。

临床上有心悸、心动过速或过缓、一过性阵发性心动过速以及经常性心悸怔忡，我辨证为心血不足、血脉瘀滞所致，常应用丹参，效果亦较满意。据报道，如窦性心动过速，为120次/分，或心动过缓，为52次/分，用内关穴注射丹参后心动过速可减慢，心动过缓可加速，心悸烦躁胸闷等症均消失。这种心律失常可能在原器质性疾病基础上发生或和原发性植物神经功能紊乱有关。

（七）治疗神经衰弱失眠等方面，取其有祛瘀生新、活血养血、镇静安定等功能。

临床上治疗神经衰弱、失眠等症，我常用丹参，效果较好。据报道，治疗神经衰弱的各类失眠，显效为46%，有效为42%，无效为12%。

（八）治疗妇科各种疾病，取其祛瘀生新、活血养血、行气止痛、止烦满、破肿块等功能。

我在治疗妇科各类疾病时，如月经不调、痛经、恶露不绝、产后瘀血腹痛、腹中肿块、乳房胀痛等，都以丹参为主药与其他药物配合。不论寒热虚实，只要见血瘀证，均可应用丹参，而且效果很好。

（九）用于外科疾患，如牛皮癣、风热疥疮，取其凉血排脓、祛瘀生新、活血养血、生肌长肉等功能。

《证治准绳》有一张"丹参饮"，治风热疥疮，丹参15克、苦参10克、蛇床子15克，煎汤热洗。

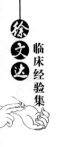

　　除上述治疗各科以外，丹参与其他药物配伍还可用于治疗血栓性脉管炎（丹参 20 克、赤芍 10 克、鸡血藤 30 克、银花 24 克、元参 15、当归 10 克、甘草 6 克）、宫外孕（丹参 15 克、归尾 10 克、赤芍 10 克、乳香 6 克、没药 5 克、桃仁 12 克、红花 6 克）等。其优点还在于毒性极少，以临床用量超过 1000 倍做动物试验，也无明显中毒反应。故其用度极为广泛，实为临床常用要药。

体　会

　　由于丹参的主要作用是活血化瘀，在该类药物中较为和平，临床应用中亦无副作用，故喜常用。在临床广泛应用中，其实际疗效可以肯定，但要注意剂量上的轻重，又必须和其他辅助药配合应用，方能起更好疗效。关于临床应用，有必要改进剂型，如针剂、片剂、水浸剂、酊剂等，较为适合，以方便病家。

（徐文达）

金荞麦治疗肺脓疡 15 例临床分析

肺脓疡是以高热、咳嗽、咯脓痰为主症的肺系疾病,属于祖国医学"肺痈"范畴。中医古籍对"肺痈"治疗早有记载,认为其成因是风、热、毒壅滞于肺所致,治法当以清热解毒为先。我院与南通市中医院协作,使用单味中草药金荞麦治疗肺脓疡患者 15 例,收到了比较满意的效果。兹将临床治疗总结如下。

一、临床资料

15 例肺脓疡病人中,男性 9 例,女性 6 例,年龄小于 15 岁者 3 例,15 至 45 岁 6 例,大于 45 岁者 6 例。

患者入院后均有不同程度的发热,体温在 37.5℃以下 6 例,37.5℃—38℃ 3 例,38℃—39℃ 6 例。15 例病人经 X 光胸部摄片,其病灶部位分布在右肺上部 2 例、中部 3 例、下部 6 例、左肺上部 1 例、中部 1 例、下部 2 例。均可见程度不等的液平和空洞。

二、治疗方法

凡确诊肺脓疡患者,均给予金荞麦片剂口服,一日 3 次,每次 2 片或 5 片,视年龄大小而定。其中除一例病人应用过青、链霉素外,其余都未用抗菌药。

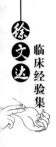

三、治疗观察

本组病人经先后八个月治疗观察,治愈 8 例,显效 1 例,好转 4 例,无效 2 例,总有效率为 86%。(无效者 1 例合并肺结核、慢支、心衰,另一例为慢性病十年病史)应用金荞麦片后,发热症状均分别消退,在 2—3 天退热者 3 例,4—5 天退热者 4 例,7—8 天退热者 2 例;经 X 光摄片检查,空洞脓液排空及吸收时间在 15 天 1 例,30—60 天 9 例,60—75 天 3 例,无明显好转 2 例。

四、病案举例

【病例一】

林某,男,51 岁,农民。

【初诊】 1978 年 7 月 6 日入院,住院号 78046。

【病史】 1978 年 6 月 23 日去普陀积肥,感到发热,以为感冒未即求医。翌日体温升至 38℃,咳嗽胸痛,同时咯血两次,于是去当地卫生院就诊,疑为肺炎。经用青霉素、链霉素及鱼腥草治疗,体温退至正常,唯病情未见明显好转,咯脓血痰日见增多。于 7 月 1 日回家在附近卫生所透视,确诊为肺脓疡。患者要求中药治疗,来我院门诊拍片,右肺第一、二前肋间内侧可见圆形片状阴影,伴有透明区及液平阴影。以肺脓疡收住入院。

患者面色苍白,咳嗽胸痛咯脓血痰。右侧呼吸音略减低,体温正常。化验:白细胞 7100／立方毫米、中性

75%、淋巴24%、血沉100毫米／小时。

【诊断】　肺脓疡。

【治疗】　自入院起即予金荞麦片，一日3次，每次4片，停用抗生素。数日后，渐见咳嗽胸痛消失，痰由浓到稀,由稀到净,精神渐见轩昂。8月5日摄片复查:原右一、二前肋间内侧之肺脓疡与前片比较,其范围缩小,密度变淡不均匀,液平消失,提示吸收好转而出院。

【病例二】

芦某,男,46岁,农民。

【初诊】　1979年1月18日住院,住院号79008。

【病史】　在一星期前开始咳嗽，咯腥臭痰，虽感疲乏，但尚能坚持劳动。至本月12日始感恶寒发热，咳引左侧胸痛并咯腥臭痰益甚，遂先后两次去合作医疗站求医，其症未瘥。于18日赴县人民医院诊为肺脓疡，即转本院治疗。

患者发热38℃,形神萎顿,咳嗽频作,入夜尤甚,时咯大量腥臭痰，呼吸急促。听诊: 左肺呼吸音减低,可闻及干湿罗音。化验:白细胞12200／立方毫米、中性89%、淋巴11%。X光胸部摄片:左肺中部片状密度增高,大片阴影,其间可见4厘米×4厘米圆形薄壁空洞,边缘模糊不清,有明显液平可见,诊断为肺脓疡。

【诊断】　肺脓疡。

【治疗】　自入院后即用金荞麦片，一日3次，每次5

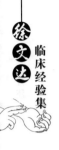

片。服药后脓痰排出较多,体温稳定在36.9℃,胸痛亦瘥,纳谷渐香,呼吸音正常。于2月22日X光摄片复查:左肺中部仅见束条状阴影,边缘清晰,余无殊。经住院治疗36天,于2月24日痊愈出院。

五、小结

经过15例病人的试用,金荞麦片治疗肺脓疡的临床价值是令人鼓舞的。金荞麦为蓼科植物,性味辛涩而凉,具清肺化痰、清热解毒、排脓消肿、祛风化湿之功。它对发热、咳嗽、吐脓痰等症状改善较快。15例病人中,有10例住院治疗,5例门诊治疗,一旦确诊后即分别给予本品连续服用,除2例无明显好转及个别病人应用了抗生素外,其余均较快地消除了症状。经过治疗观察,本品对急性患者疗效尤佳,对慢性患者则相对较慢。对空洞复合力,经X光胸部摄片,其病灶大多在30天左右逐渐吸收。本品且具价格低廉,服用方便之特点。

目前,应用金荞麦治疗肺脓疡的病例尚少,但本品治疗该病似较其他方药为佳,有待进一步观察。

(徐文达)

慢性乙型肝炎的舌象和辨证分型探讨

慢性乙型病毒性肝炎（下称慢性乙型肝炎）的中医辨证分型，目前尚无统一的标准。舌诊是祖国医学望、问、闻、切四诊中最直观、最客观的诊断方法之一，它反映了正气、邪气、病症、病位、预后等各方面的情况。本病有时无脉、证、病史等方面的依据，但其舌象变化（舌体、质、色、苔、脉等）却能提供阴阳表里、寒热虚实、脏腑气血各种病理变化的特征。我们对 524 例慢性乙型肝炎患者进行了为期六个月至两年的舌象、病情、实验室指标的对照观察，试图发现它们之间的联系。今报告结果如下。

一、资料和方法

（一）病例选择

本组男 420 例，女 104 例，共 524 例，均为 1984 年 7 月～1986 年 6 月宁波传染病医院住院和门诊患者。年龄 16 岁以下 2 例，16～55 岁 515 例，55 岁以上 7 例。肝炎临床分型：慢性活动型 290 例，慢性迁延型 234 例。其中伴甲型病毒性肝炎重叠感染 52 例，伴胆结石 45 例。慢性乙型肝炎的诊断符合 1983 年 11 月郑州全国病毒性肝炎学术会议修订标准（HBeAg、抗—HBcIgM 用 ELISA 法，药盒由上海市传染病总院提供；HBV—DNA 用斑点

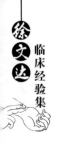

杂交法，药盒由同济医科大学提供）。甲型肝炎以抗—HAVIgM（ELISA法）阳性确诊。胆结石以B型超声和临床特点确诊。

（二）观察方法

对每例患者，均由2名中医师观察确定舌象。患者午休起床温水漱口后15分钟，利用室内散射光线，自然姿势伸舌，记录结果。典型病例拍摄舌正、腹面彩色幻灯片，部分加摄舌侧面片。于治疗前、疗程结束及追踪观察时3次拍摄进行观察，并记录病史、症状、体征，根据四诊所得作中医辨证。舌象观察内容包括舌质正常、淡白、红、绛、紫；舌体正常、胖大、胖嫩、齿痕、瘦小、裂纹；舌苔薄白、白腻、白兼黄、黄腻、灰黄、花剥、光剥、苔的干湿度（润、滑、腻、干）；舌脉（指舌腹面静脉）正常、分枝增多、结节、增粗、扭曲和颜色淡、红、紫等。

二、观察结果

（一）舌象和临床表现可分为以下六种变化

1. 湿热型：舌质红或绛，甚者起芒刺；舌体正常大；舌苔黄白相兼、黄、灰黄，大多见腻而干；舌脉色红绛。伴发热、口干、尿赤、便干，皮肤色黄鲜明多见，牙龈及鼻腔出血，脉弦滑、数。类似慢性活动型肝炎活动期，共164例。

2. 气郁湿滞型：舌质、舌体改变不明显；苔薄白、白腻、白滑，不干燥；舌脉无明显变化。伴两胁走窜样痛、恶心纳呆、腹胀便溏、烦躁易怒、脉细。证属肝郁脾虚湿滞。

类似慢性活动型肝炎静止期和慢性迁延型肝炎，共117例。

3. 血瘀型：舌质紫黯；舌体胖或正常大，舌面瘀斑，侧面常见；苔薄白、润；舌脉数量增多、变长、扭曲，甚至结节样改变，色青紫。右胁部刺痛不移，肝、脾肿大，质地改变，压痛。面色晦黄，肝掌，蜘蛛痣，脉沉细而涩。类似伴肝外表现明显的部分慢性活动型肝炎及极少数慢性迁延型肝炎（个别经肝穿刺证实），共74例。

4. 肝阴不足型：舌质边尖红；舌体瘦小，舌裂，严重者若地图样，舌稍干；苔薄白、薄黄、花剥或光剥；舌脉有轻度的血瘀证变化或正常。伴低热、盗汗、失眠、心悸、头晕、下肢酸软、月经不调等肝肾两亏症状，脉细数。多见于慢性迁延型肝炎或部分慢性活动型肝炎，共114例。

5. 脾肾阳虚型：舌质淡；舌体胖嫩，齿痕明显；舌苔薄白滑或腻；舌脉色淡。常伴面色土黄或晄白，全身虚浮、腹水、肢肿、乏力、纳差、便溏、少尿，脉沉细或迟。证属脾肾两亏，湿浊不化。类似有腹水或失血后的慢性活动型肝炎，此型最少见，共17例。

6. 正虚湿郁化火型：舌质淡；舌体胖，有齿痕，但边尖反见红色；苔黄白相兼、黄、花剥均有；舌脉可见轻度改变如增粗、变紫等。伴畏寒发热、腹胀、腹痛、腹水，虽发热但不口渴，脉沉细或浮大均有。证属湿郁化火，气血运行紊乱，肝、脾、肾阴阳俱受损，造成正虚邪实、寒热错杂的症候。类似慢性活动型肝炎伴感染，共38例。

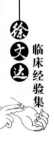

（二）辨证分型与病情、并发症的关系

表1　辨证分型与病情、并发症的关系

分型	总例数	死亡例（%）	*病情较重例（%）	并发症例（%）		
				肝硬化	胆石症	甲型肝炎
湿热	164	5（3.0）	29（17.7）	6（3.7）	3（1.8）	16（9.8）
气郁湿滞	117	0	4（3.4）	0	11（9.4）	14（12.0）
血瘀	74	0	4（5.4）	3（4.1）	5（6.8）	13（17.6）
肝阴不足	114	2（1.8）	3（2.6）	3（2.6）	13（11.4）	13（11.4）
脾肾阳虚	17	0	2（11.8）	1（5.9）	0	6（35.3）
正虚湿郁化火	38	1（2.6）	4（10.5）	5（13.2）	3（7.9）	4（10.5）

＊指胆红素 >5 毫克%,凝血酶原时间 >24 秒者

表 1 示,湿热型中病情重者较多,明显多于气郁湿滞（$P<0.01$）、肝阴不足（$P<0.01$）、血瘀型（$P<0.05$）,脾肾阳虚、正虚湿郁化火两型中病情重者也较多。湿热型中死亡者较其他型为多。经分析,正虚湿郁化火型中的肝硬化患者较肝阴不足型和气郁湿滞型明显增加（$P<0.05$ 和 $P<0.01$）;气郁湿滞、肝阴不足型中的胆石症者较湿热型明显增多（P 均 <0.01）;脾肾阳虚中伴甲型肝炎者较湿热型明显增多（$P<0.01$）。

（三）辨证分型与实验指标的关系

测定 HBeAg、抗—HBcIgM、HBV—DNA 共 500 例,内有湿热型 157 例、气郁湿滞型 110 例、血瘀型 72 例、肝阴不足 112 例、脾肾阳虚型 15 例、正虚湿郁化火型 34 例。测定结果,单项阳性率以湿热型为最高（66.9%）,气郁湿滞型次之（45.5%）,其余依次为肝阴不足型（40.2%）、血瘀型（27.8%）、正虚湿郁化火型（11.8%）、脾肾阳虚型

（6.7%）。其中湿热型显著高于其他五型（P均<0.01），气郁湿滞型显著高于血瘀型（P<0.05）、脾肾阳虚型（P<0.01）和正虚湿郁化火型（P<0.01）。

表2　各型患者三项指标变化情况

分型	补体3（毫克/毫升）	凝血酶原时间（秒）	总胆红素（毫克%）
湿热	1.14±0.04（70）	2.17±0.22（123）	5.0±0.19（164）
气郁湿滞	0.97±0.07（35）	16.2±0.30（85）	2.7±0.15（117）
血瘀	0.73±0.05（52）	17.5±0.43（51）	4.9±0.22（74）
肝阴不足	0.90±0.06（67）	16.8±0.34（74）	5.0±0.19（164）
脾肾阳虚	0.76±0.22（17）	23.5±0.75（16）	2.7±0.15（117）
正虚湿郁化火	0.68±0.12（36）	20.1±0.52（35）	4.9±0.22（74）

注：表内数字为均值±标准误（被测例数）

表2示，湿热型患者补体3（C3）、总胆红素（SB）值增高，凝血酶原时间（PT）延长；脾肾阳虚型和正虚湿郁化火型患者，其凝血酶原时间也均延长达20秒以上。

三、讨论

乙型病毒性肝炎的病因，中医一般认为由"湿邪"、"湿毒"引起，慢性乙型肝炎也不例外。由于湿性重浊黏腻，蕴久化火，灼伤肝阴，与气血津液胶结，造成病理产物的积聚，如湿滞、气郁、血瘀、痰积等。进一步发展又可伤及脾、肾，使精、气、神耗损，使病情呈慢性进行性变化。反映在临床上，表现为舌象、证候由湿热型向气郁湿滞、血瘀、肝阴不足及脾肾阳虚、正虚湿郁化火型转变。

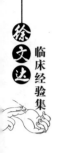

（一）湿毒稽留，为大部分慢性乙型肝炎的主要病因

慢性乙型肝炎湿证表现明显者，主要是湿热和气郁湿滞型，两型共 281 例，占总病例数的 53.6%。

乙型肝炎病毒标记物 HBeAg、抗—HBcIgM、HBV—DNA 是公认的乙型肝炎病毒复制指标，其单项阳性率，湿热型、气郁湿滞型较其他四型高。这种高的病毒复制率，与患者湿证的舌象、证候完全一致。而随着病情变化，湿证的逐步减轻或久郁化火，以上三项指标阳性率也相应降低。

（二）湿热蕴积，郁久化火及肝、脾、肾阴阳虚损是病情重、预后差的主要原因

湿热型、脾肾阳虚型和正虚湿郁化火型中病情重者较多，尤以湿热型为突出，死亡病例也以湿热型为最多。

凝血酶原时间（PT）较敏感地反映了肝脏功能的损害程度。湿热型、脾肾阳虚型、正虚湿郁化火型均超过 20 秒，较其他三型增高，总胆红素也以湿热型为最高。

（三）舌象及证候的变化反映了病情的进退

在临床上，湿热型舌象可出现三种变化。第一种，湿热证继续进展，舌质绛、干，苔老黄、灰等。临床可出现清窍蒙蔽之神昏，灼干津液、筋脉失养之抽搐，热迫营血之吐衄和热蓄下焦，肾阴亏竭、气化不行之无尿等，甚则死亡。第二种，随着病情的缓解和稳定，症候和舌象呈现各种病理产物积聚（如血瘀）和肝阴亏损的变化，此时，肝功能渐趋正常，乙型肝炎病毒复制指标阳性率下降，重症率

256

及病死率下降，补体 3 处于中等水平。第三种，出现脾肾阳虚和正虚湿郁化火的舌象和症候变化。肝、脾、肾虚损症状明显，出现虚实兼夹、寒热错杂的复杂局面。病情由于正虚而加剧，重症率也随之有所增加，C3 处于低水平。但相反，乙型肝炎病毒复制指标阳性率最低。说明湿毒已非主要病因，其病情的危重与正虚相关。

（四）本文归纳的六型分证有利于观察病情、确定治则

对于舌质红绛、苔黄持续不化者，应加强观察，每3—5 天反复查 PT 和 SB 的变化，防止病情恶化。治疗应加强清热、化湿、解毒，以祛邪为主。对脾肾阳虚型及正虚湿郁化火型则应针对脏腑虚损的程度，适时应用补肝、健脾、温肾，以扶正为主。而对虚实兼夹、寒热错杂者尤应扶正祛邪、攻补兼施，防止恶化。总之，对慢性乙型肝炎，由于湿毒稽留，气血运行紊乱，各种病理产物积聚，最后造成肝、脾、肾三脏为主的全身性虚损，应根据六型分证，进行合理治疗，有助于扶正祛邪，使之度过危险期，提高治愈率。

我们认为，根据舌象、证候进行六型辨证，结合实验室变化，具有比较客观、简明、易于掌握的特点，可有效地指导临床。

（本文由徐文达与宁波市传染病医院陈汉诚医师合作撰写）

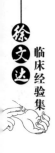

随师心得（代后记）

徐老师出生于1928年10月，迄今已从医60余年。曾任浙江省中医学会理事，宁波市中医学会常务理事兼秘书长，宁波市中医院内科主任，宁波市第八届、第九届人大代表，宁波市农工民主党医药卫生工作委员会主任委员，宁波市农工民主党老龄工作委员会主任委员，宁波市老科技工作者协会理事。现任宁波市中医药学会终身理事，宁波市老医药卫生工作者协会常务理事兼传统医学部主任和传统医学研究会主任委员，香港国际传统医学研究会理事。师从名医陈益浦先生，学医五年，是浙东名医范文虎先生的再传弟子。老师善学医家经典，广集民间秘方。精于内妇科，对内科之脾胃病尤为擅长，对脱发症颇有研究，尤对斑秃的治疗疗效显著，处方已编入《当代中医验方精选》（上海科学技术出版社）。

老师早年毕业于浙江医科大学宁波分校（夜医大，五年制），又在浙江中医进修学校第五期（师资班）学习。他热爱中医事业，勤奋发掘这个伟大宝库，但并不固步自封，墨守成规。他对古代医学理论始终十分重视，又能信而有疑地提出自己的一些看法。他赞成中西医结合，主张吸收现代科学知识充实、发展和创新中医药学。他认为，中西医现在是作为两种不同的医学客观存在着，二者各有所长，亦各有所短。恰好中医之长，正是西医之短，西医之长，也正是中医之短。以"辨病论治"与"辨证论治"来说，中医有辨病论治，西医也有辨病论治，从表面上看，都是根据患者的病史、临床特点对疾病进行诊断和治疗，但从实质看，却本质不同。西医的辨病论治是建立在近代自然科学发展的基础上，是以病因学、病理学、解剖学为基础，以实验室检查等为依据的，因而其辨病较为深入、细致、具体，特异性比较强，相应地治疗的针对性也就比较强。中医的辨病论治是建立在经验的基础上，几乎完全是以临床表现为依据，而不同的疾病却常常具有相同的临床表现，因此中医辨病就显得粗糙和笼统，在临床上针对性比较差，中医的辨病实际上是单、验方的对症治疗。中西医比较，西医的辨病显然比中医的辨病要好。另一方面，中医讲"辨证论治"，西医也有对症治疗，从表面看似乎也有相似之处，但实质上却根本不同。中医的辨证论治是建立在中医的"整体恒动观"的思想体系基础之上的。辨证论治是综合、归纳、分析有关患者发病（包括临床表现在内）的各种因素和现象而作出的诊断和治疗。它强调因时、因地、因人而给以不同的治疗方法，具体情况具体对待。同一临床表现，人不同，地不同，时不同，治疗方法也就不同，把病和人密切结合成一个整体，因而中医的辨证比较全面、深入、细致、具体、特异性比较强，治疗的针对性也就比较强。而西医的对症治疗，则完全是以单个症状为对象，而相同的症状，常常又有不同的

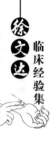

性质，因而西医的对症治疗，也就不可避免地显得简单和机械，这与中医的辨证论治毫无共同之处。中医辨证论治比西医的对症治疗有其明显的优越性，整体观念比较强，对疾病的发生、发展、预防、治疗，比较重视人体内在的抗病能力，其理论很多地方都具有朴素的唯物辩证观点，再加上历史悠久，相应的防治经验也比较丰富，特别是中医的辨证论治着重在临床分析，这对于当前某些西医不能作出诊断、因而无法治疗的疾病，中医辨证论治的实际临床意义显得更加突出。因此中西医需要互相取长补短，以利于相互结合，共同提高。就中医本身来说，还存在着一个自身的发展提高问题。发掘、整理、研究中医理论和治疗经验，需要汲取和运用现代科学、包括西医在内的多种知识手段。但是，必须坚持扬长避短，而不是弃长取短或互相代替，否则，对中西医结合和中西医的发展都是不利的。鉴于此，老师坚持西医辨病、中医辨证，辨病和辨证相结合为临床的根本原则，临床时把西医的诊断和病理融合到中医的辨证施治之中，采用西医诊断与病名结合中医辨证施治的方法，临床疗效满意。

中医药学是中华民族的原创医学，集中体现了中华民族的医学智慧。老师对李杲所著的《脾胃论》颇为赞赏，在学术思想上，突出人以胃气为本，强调调整脏腑之间升清降浊的功能，以及把握阴阳五行相互制约、相互依存的关系。在临床上非常重视调理脾胃，其处方用药，不尚矜奇炫异，常挽逆证于轻灵之方，起沉疴于平淡之剂，深得称颂。老师自拟的溃疡七味（生白芍、炙甘草、川楝子、元胡、浙贝、海螵蛸、白芨），加减运用治疗胃、十二指肠溃疡疗效确切。

对于恶性肿瘤术后、化疗前后及晚期患者的治疗强调保胃气。老师认为："脾胃乃后天之本，为气血生化之源"，"保得一份胃气，留得一份生机"。癌症治疗不能一味抗癌毒，首要任务是健脾和胃，增强机体的抗病能力，同时必须辨证论治。老师创制的抗癌六味（仙鹤草、白英、半枝莲、蛇舌草、米仁、灵芝），加减治疗各种癌症，可以起到减轻放化疗的毒副作用、增加疗效、延长寿命的目的。

冠心病属于中医胸痹心痛范畴，张仲景只以"阳微阴弦"四字，高度概括其病机在于"极虚"，并指出上焦阳微之虚，造成脉络阴弦之实，反能影响阳微之虚，不但血不足为阳微之果，且为阴弦之因。由于心为阳中之太阳，位于胸中，上焦阳虚，必然是心阳虚微，机能减弱，直接影响血脉致循环不畅。机体营养需水谷精微之输布，靠心阳鼓动之流动。心阳不足就必然导致浊阴不化，五脏六腑代谢异常，日久心血管就渐显病理改变。盖虚不是一般虚，为"极虚"，为虚导致实，即所谓"本虚标实"。老师认为这一点在临床上是十分重要的。"阳微阴弦"是胸痹心痛之总纲。据此，老师自拟了治疗冠心病的常用方"冠心八味"，由桂枝、瓜蒌、薤白、制香附、制首乌、泽泻、丹参、降香组成，用在临床上加减治疗冠心病取得了良好的效果。

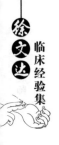

老师事医 60 余年，在任何情况下，对病人总是有求必应，一心赴救。在老师生病期间，如有病人求诊，老师亦会欣然为其诊脉处方。记得老师大病初愈，他的身影就早早出现在医院诊室，大家劝他好好休息，他说："病人在等我，我的心放不下啊！"老师为人诚实正直，性格豪爽，对患者热情和蔼，对同事满腔热情，对学生诲人不倦。老师在我实习笔记里的批语，至今仍深深地印在我的脑海里。时任宁波市中医学会秘书长的他，经常鼓励、督促年轻医生总结临床经验，撰文写稿，参与学术交流。

老师常说，医学是一门经验科学，需要我们不断探索，勇于实践，积累经验，善于总结，勤于思考，不断提炼精华并上升到理论的高度。祖国医学博大精深，独具特色和优势，需要我们去发掘和提高。他寄希望于我们后学努力学习，融汇中西，做一个能中能西、能急能慢的具有中医特色、优势及现代意识的中医人。

孔丽君

2014 年 7 月

庄市街道社区卫生服务中心中医科

镇海区庄市街道社区卫生服务中心总面积 8325 平方米，承担六位一体的社区服务功能，2011 年成功创建省级示范社区卫生服务中心。2012 年被评为省级中医药特色社区卫生服务中心。

中心中医科室以中医治疗和针灸推拿为特色，倡导防重于治，不治已病治未病，提倡人与自然的和谐，阴阳的协调，重视辨证施治和疗效。临床以中医内科、中医骨科、中医妇科、中医儿科、针灸推拿等业务为主。近年来，中医科发展成果突出，使许多患者慕名而来，业务逐年增长，2013 年，业务收入 626 万元。目前，中医科拥有副主任中医师一人，主治中医师三人，执业中医师二人，中医硕士研究生一人。

各科特色如下：

中医内儿科：擅长治疗各种肝炎、肝硬化、脂肪肝、胆结石、胃炎、肺炎、高血压、心脏病、糖尿病、风湿病等疾病及各种亚健康的调理和小儿哮喘、性早熟等各种疑难杂症。

中医妇科：运用中医、中西医结合的方法，以"心－肾－子宫轴"、"补肾调脾"的理论体系，诊治妇科常见病、多发病及疑难疾病，标本兼治，治本为主，对经前紧张综合征、更年期综合征、痛经、闭经、功能性子宫出血、阴道炎、外阴炎、急慢性盆腔炎、产后缺乳、乳脉小叶增生等病具有简、便、廉等特色。

中医骨伤科：运用中医传统陆氏伤科方法治疗闭合性骨折，脱位，伤筋；颈、肩、腰、腿痛；类风湿性关节炎、骨质疏松、骨质增生等各种疼痛，疗效显著。

针灸理疗：在医疗临床及康复保健服务实践中广泛运用艾灸、推拿、火罐、敷贴、刮痧、熏洗等中医药传统技术。对中风后遗症、脑梗死、脑动脉硬化症、颈椎病、肩周炎、头痛、面瘫等疾病疗效显著。

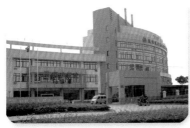

中心外景

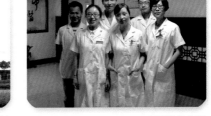

中医科集体照

钟益寿堂

钟益寿堂原名"益寿堂"，始创于清道光十六年(1836年)。由中医世家钟氏内科第四代传人、中华中医药学会终身理事、百岁国家级名老中医钟一棠先生于2011年重新传承创办，是一家百年品牌的中医诊疗及中药养生机构。旗下有国医馆、国药馆，致力于弘扬五千年中医药文化，以名医良药治疗各种疾病；致力于提高国民身心健康，推介博大精深的中华传统养生方法。2013年被浙江省商务厅认定为"浙江老字号"。

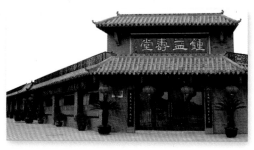

钟益寿堂国医馆

钟益寿堂国医馆汇聚甬城名医大家，以中华传统中医药治疗为核心，服务大众。是一家非营利性医疗机构、宁波市医保定点单位。内设内科、妇科、儿科、针灸科等专业中医科室，有四十余位国家级、省级、市级中医专家长期坐诊。还经常举办中医养生咨询、名医义诊、健康养生讲座等公益性活动，2013年与江东安居幸福苑社区共同打造"百草会"公益项目。

2012年，钟一棠全国名老中医药专家传承工作室示诊观摩室在钟益寿堂正式启动，钟老亲自为患者把脉诊断，并言传身教，还与弟子们一起开展中医药学术研究和交流活动。

钟益寿堂养生膏方节，荟集膏方名医专家，传承百年制膏工艺，为大众提供膏方调理服务，已成为甬城一个品牌养生活动。

钟益寿堂国药馆精选上乘道地药材、食材，结合祖传秘方，推出百补素膏、金童玉女膏等钟一棠秘方食品及多款适宜各类人群的养生滋补佳品。

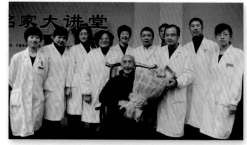

钟一棠全国名老中医药专家传承工作室成立拜师仪式